図解 眠れなくなるほど面白い

たんぱく質の話

監修

立命館大学スポーツ健康科学部教授

藤田 聡

Satoshi Fujita

日本文芸社

はじめに

誰もが一度は経験するダイエットは、まさに永遠の悩み……。

短期間で痩せることだけにとらわれて3日間水だけで過ごしたり、野菜だけを食べ続けたり、「飲むだけで痩せる」などと謳った特定のサプリメントに頼ってみたりと、偏ったダイエットを経験したことがある人も多いのではないでしょうか？

そんな間違ったダイエットの末、元の食事の量に戻してしまうと以前よりも体重が増えてしまい痩せにくい体になるというおそろしい結果が待っています。

痩せやすくリバウンドしない体をつくるためには、「何を食べないか」ではなく、「何を食べるか」がとても重要です。

そして、体にとって特に重要な栄養素は「たんぱく質」です。

体内のたんぱく質は体重の約30～40％を占めていて、体の機能を維持したり、熱を生み出したり、私たちの体を形づくったりしており、筋肉や血管、皮膚や髪、爪などもたんぱく質でできています。

成人が1日に必要なたんぱく質量は約60gで、1食あたり20gは確実に必要といわれています。近年、ジョギングをしたり、美容を意識してジムに通ったりと健康づくりに励んでいる人が多くなっていますが、たんぱく質を摂らないでいると、そんな努力も台無しになってしまう可能性が高くなります。メリハリのあるボディラインを目指し、健康で丈夫な体をつくるためには、たんぱく質こそ最強のパートナーなのです。

本書では、意外と知られていないたんぱく質の基本の知識や、効率よく摂取する方法、痩せる食べ方などをわかりやすく説明します。

たんぱく質の知識を深め、あなたの美容と健康に役立つお手伝いができたら嬉しいです。

立命館大学スポーツ健康科学部教授
藤田 聡

第2章　美容と健康に欠かせない！　最強のたんぱく質

第3章 毎日の食事にたんぱく質を取り入れる極意

第4章　知って得するたんぱく質のマメ知識

第1章

痩せるためには たんぱく質が絶対に必要

体をつくる最重要栄養素『たんぱく質』

体をつくり維持するための材料に

炭水化物、脂質と並び、「三大栄養素」のひとつとして、私たちの生命維持に欠かせないたんぱく質。そもそも、たんぱく質は私たちの体でどのような働きをしているのでしょうか。

たんぱく質の主な働きは、私たちの体の組織をつくる材料になること。**筋肉をはじめ、血管や内臓、皮膚や髪、爪など、体の大部分がたんぱく質でできており、その総重量は体重の約30～40％**にものぼります。特に**筋肉においては、水分以外の約80％がたんぱく質**によってつくられています。また、血液の細胞やホルモン、酵素など、体の機能を維持するための物質も、たんぱく質が材料になります。さらに、体を動かすエネルギー源としても使われ、1gのたんぱく質で約4kcalのエネルギーを産生します。

では、たんぱく質は私たちの体内でどのようにつくられるのでしょうか。食事から取り込まれたたんぱく質は、体内で一旦アミノ酸へと分解されます。そして、全身の各部位で機能するたんぱく質として再合成されます。そのようにしてつくられるたんぱく質の数はなんと10万種類！さらに驚くことに、それらをつくっているのが、わずか20種類のアミノ酸です。20種類のアミノ酸の組み合わせによって、それぞれに機能の異なる膨大な種類のたんぱく質がつくり出され、私たちの生命を維持するために働いているのです。

たんぱく質の主な働き

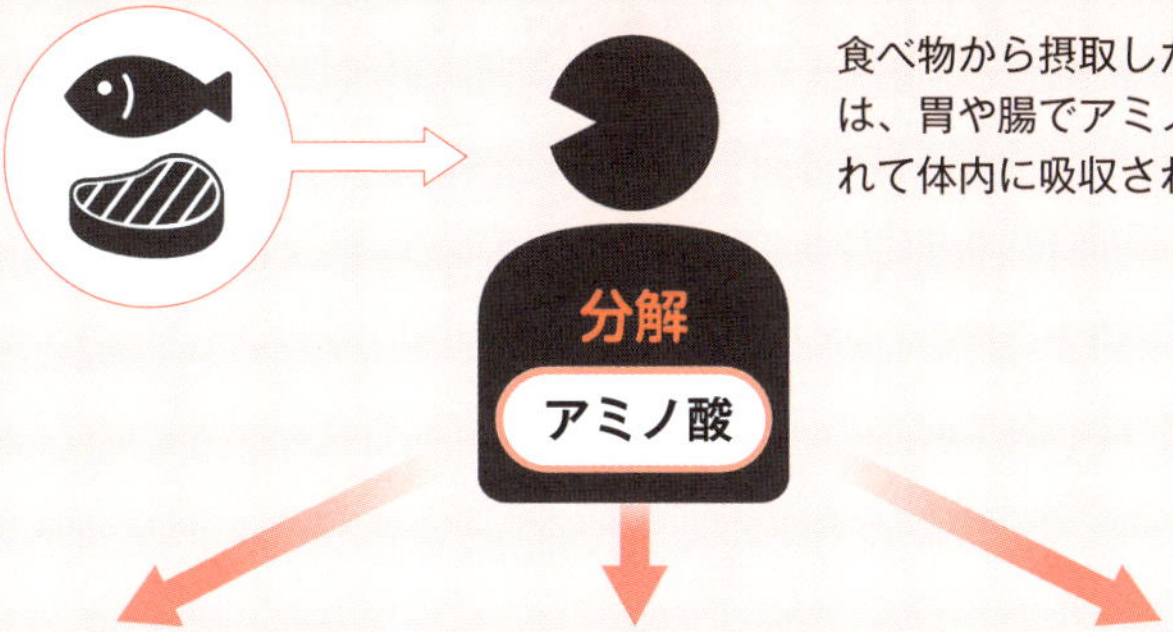

食べ物から摂取したたんぱく質は、胃や腸でアミノ酸に分解されて体内に吸収されます。

① 筋肉や内臓などをつくる

体を構成する細胞の主成分となり、筋肉や臓器などをつくります。これらのパーツは毎日つくり変えられるので、適量のたんぱく質を毎食欠かさず摂る必要があります。

② ホルモンや酵素の材料となる

内臓が正常に働くために必要なホルモン（女性ホルモン、成長ホルモンなど）と酵素（脂肪を分解するリパーゼ、でんぷんを分解するアミラーゼなど）は、たんぱく質を材料にしてつくられます。

③ エネルギー源になる

1gあたり約4kcalのエネルギーを生み出します。ただし体をつくる重要な栄養素なので、エネルギー源として使いすぎるのは危険。炭水化物や脂質とともにバランスよく摂取することが大切です。

たんぱく質、ペプチド、アミノ酸の違い

たんぱく質

アミノ酸が50個以上鎖状に結合したもの

ペプチド

数個～49個程度のアミノ酸がつながったもの

アミノ酸

たんぱく質の最小単位。ヒトの体を構成するのはわずか20種類のみ

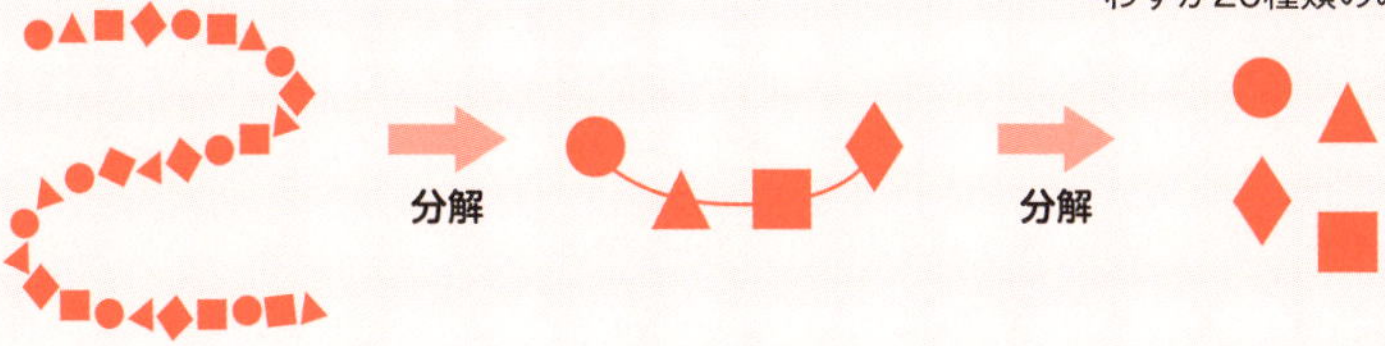

どんなに痩せてもリバウンドしてしまう理由

食事制限だけで痩せても意味がない

痩せたいと思ったときに、多くの人が考えるのが食事制限のダイエット。体重が減る仕組みは、摂取エネルギー（食べた量）が消費エネルギー（呼吸などの基礎代謝や運動など）を下回ったときです。ですので、**痩せるためには食べる量を減らして摂取エネルギーを減らすか、運動量を増やして消費エネルギーを上げる**か、あるいはその両方によってエネルギーの収支をマイナスにする必要があります。

この食事制限で痩せるという考え方は自分の食事量を見直し、余分なカロリーを控えるという点では間違っていませんが、**安易に始めてしまうと痩せるどころか以前よりもさらに太ってしまう**というおそろしい結果が待っています。

食事制限のダイエットで問題なのがカロリーカットのときに、たんぱく質の量を減らしてしまうこと。たんぱく質は筋肉をつくる材料になるので、筋肉量も一緒に減ってしまいます。

筋肉量が減ると基礎代謝も落ちてしまうため、燃費が悪く太りやすい体質になり、食事の量を食事制限前に戻すとすぐにリバウンドしてしまうという結果に……。このときに増えるのは脂肪のみで、一度失われてしまった筋肉は元には戻らないのです。このことからも、たんぱく質が豊富でバランスのよい食事を摂ることが、リバウンドせずに痩せるための近道です。

たんぱく質を減らして痩せると筋肉も落ちる

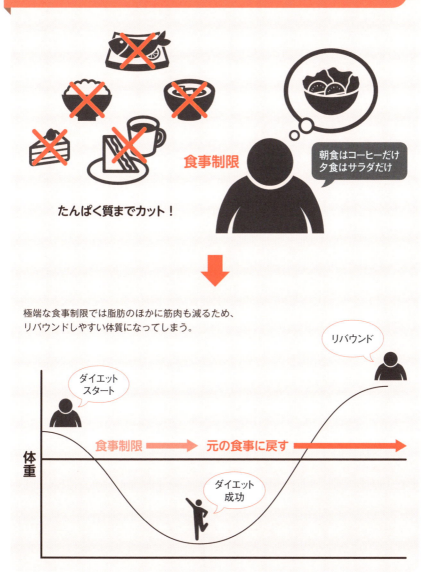

極端な食事制限では脂肪のほかに筋肉も減るため、
リバウンドしやすい体質になってしまう。

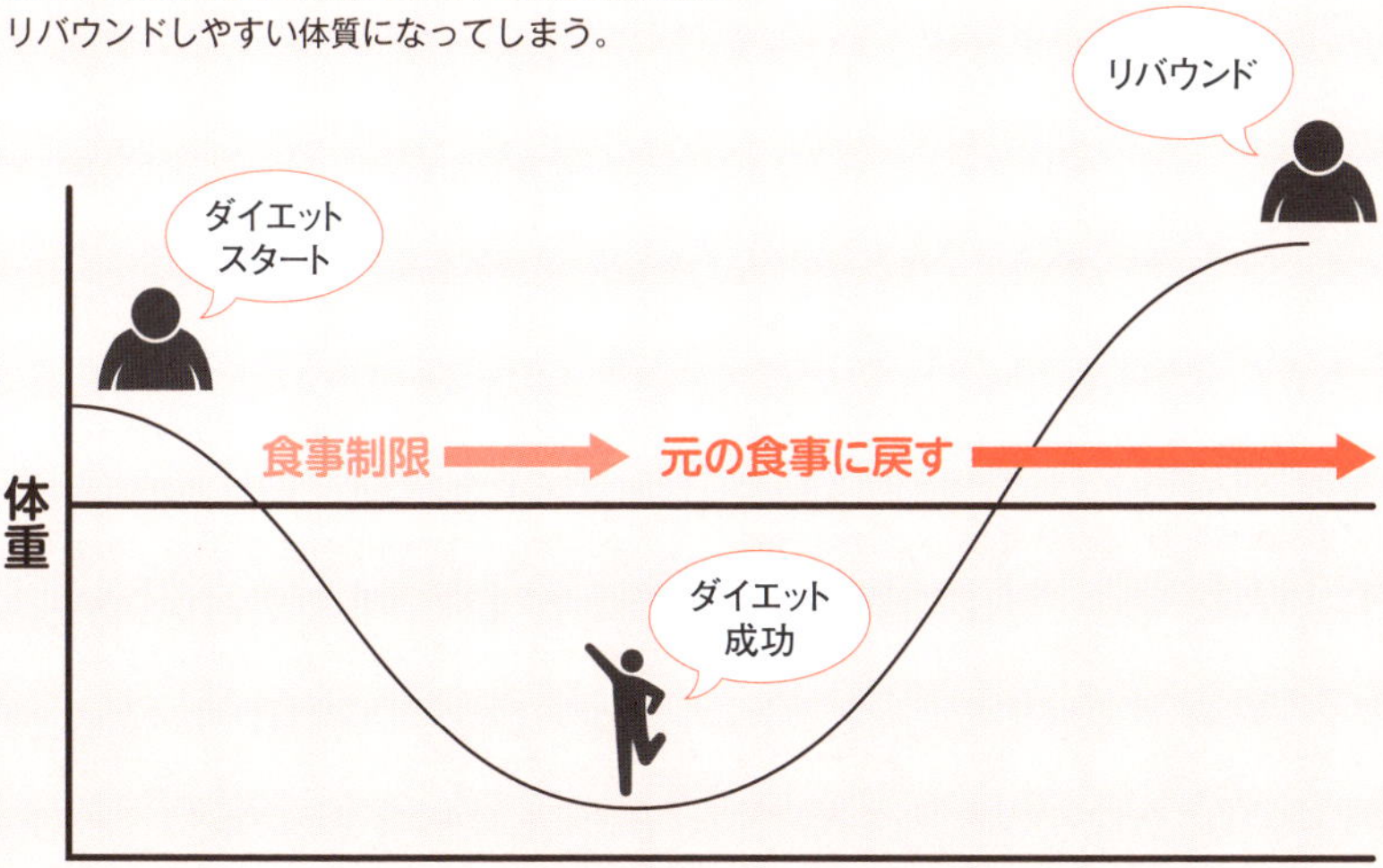

筋肉が落ちると全然痩せなくなる

代謝アップがダイエットのカギ

体重が減るなら別に筋肉が減っても構わないと思っている人も多いかもしれません。しかし、**筋肉は体を動かしたり、姿勢を維持したりする働きがある以前に、ダイエットにおいても重要な基礎代謝を上げるという役割を担っています。**

まず、基礎代謝についておさらいしたいと思います。基礎代謝とは体温維持や、心臓や肺などを動かして生命を維持するなど、生きているだけで必要不可欠なエネルギーのこと。1日の消費エネルギーの主な内訳はこの基礎代謝が6～7割、運動に伴う代謝（身体活動時代謝＋非運動性身体活動時代謝）が2～3割、食事に伴う代謝（DIT）が1割の3つ。さらに**基礎代謝量が使われている内訳を見ると、全体の約20%を筋肉が消費**しています。このため、食事制限ダイエットで全身の筋肉が減ってしまうと、基礎代謝も低下して太りやすくなってしまうのです。逆にいうと、肝臓や脳は鍛えることができないので、基礎代謝を上げたいならば筋肉量の維持や増加が必要なのです。

筋肉が減ると体力も低下するので日常での運動量も落ち、消費エネルギーも低下しかねません。そして筋肉が減少するとボディラインもぼんやりとしてしまい、理想の体型からどんどんと遠ざかってしまいます。

この悪循環に陥らないためにも、筋肉量を増やし代謝を高めることが重要なのです。

筋肉の主な働き

・熱をつくり代謝を上げる

筋肉は使われていない間も熱を生み出し、体温を維持しています。筋肉量が増えると熱の発生量も増えるため、ダイエットでは重要な役割を果たします。

1日のエネルギー消費割合　**基礎代謝の内訳**

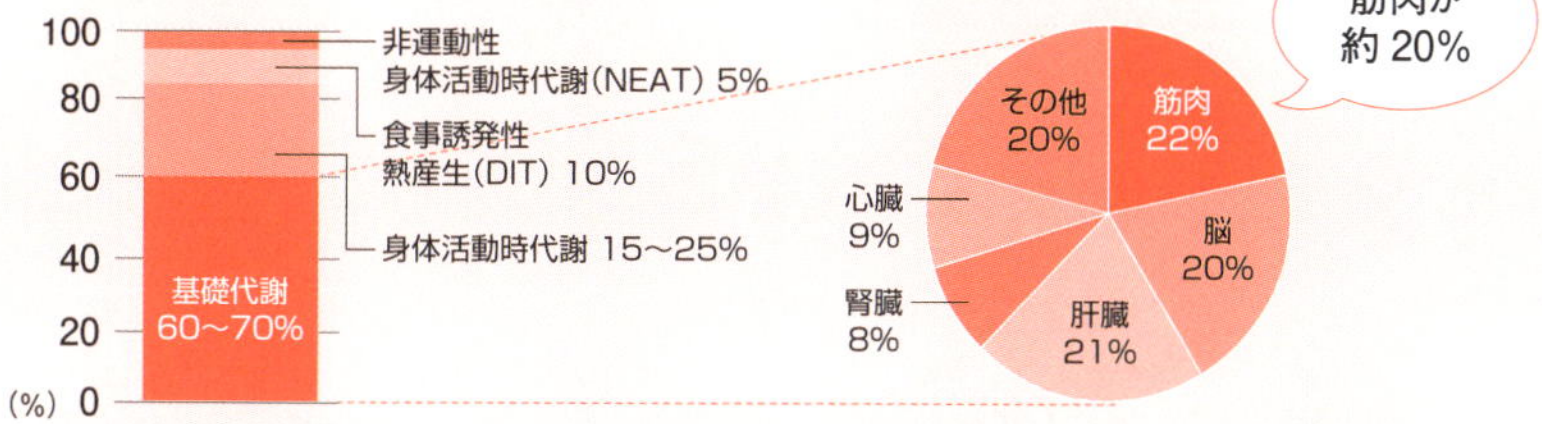

厚生労働省「身体活動とエネルギー代謝」／厚生労働省e-ヘルスネット「ヒトの臓器・組織における安静時代謝量」（糸川嘉則ほか 編『栄養学総論 改訂第3版』南江堂,141-164,2006.）より改変

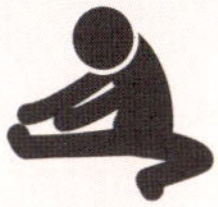

・体を動かす

吊革につかまる、階段を降りる、頷くなどの日常的な動作から、全身を動かすような運動をするための力の源となります。

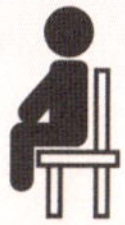

・姿勢を維持する

筋肉には骨と骨をつないで安定させる役割があります。直立したり、座っているときにも重力に対抗しようとする筋肉が働き、姿勢を維持します。

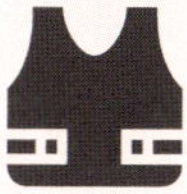

・体を守る

腹腔の中にある内臓の外側には、腹筋や背筋があります。そのため、外部の衝撃から内臓を守る役割も担っています。

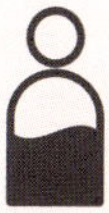

・水分を蓄える

筋肉は水分を蓄えるタンクのような働きをしていて、75~80%もの水分を含むことができます。筋肉が少ない人は水を飲んでも体内に溜めておくことが難しく、脱水症状を起こしやすくなります。

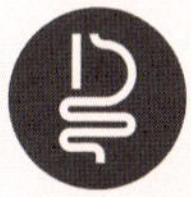

・ポンプの役割を担う

心臓から送り出された血液を再び心臓に戻す際、筋肉が伸びたり縮んだりすることで、ポンプ機能が働き、血液の循環が促進されます。

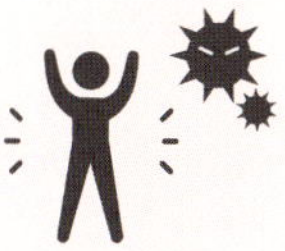

・免疫力をアップする

免疫細胞はグルタミンというアミノ酸の一種をエネルギーとして使っています。このグルタミンは筋肉内に多く蓄えられているので、筋肉量の増加は免疫機能アップに役立ちます。

たんぱく質が不足すると太りやすくなる

空腹時はアミノ酸がエネルギーになる

なぜ食事制限ダイエットでたんぱく質を抜いてしまうとダメなのかは、空腹時に、ヒトの体内でどのような変化が起きるのかをまず理解する必要があります。

空腹になると血液中の糖の量（血糖値）が低下しますが、血糖値を一定に保つために体内で様々なホルモンが働きます。そのホルモンのひとつが筋肉を分解してアミノ酸に変換され、エネルギーとして使われます。ここでたんぱく質が体内に入ってこないと、新しく筋肉をつくることができないため、どんどんと筋肉が分解されて血中に放出されてしまうのです。

Ｐ14でも説明したように、筋肉の減少が基礎代謝を下げることは明白。また、たんぱく質を抜くと食事による満足感も得にくいため、慢性的に空腹を感じやすくなります。これがストレスになり、後々、過食によるリバウンドを引き起こしやすくするのです。また、**定期的に運動している人も要注意。運動をすると糖質や脂質がエネルギー源として消費されるだけでなく、筋肉も分解されて使われます。**ここで運動量に見合ったたんぱく質を補わないとどんなにハードな運動をしても逆に、筋肉が減ってしまう原因に。Ｐ65で紹介する「自分に必要なたんぱく質量は？」を参考にして、自分に合ったたんぱく質の必要量をしっかり摂ることが大切です。

たんぱく質はエネルギーとしても使われる

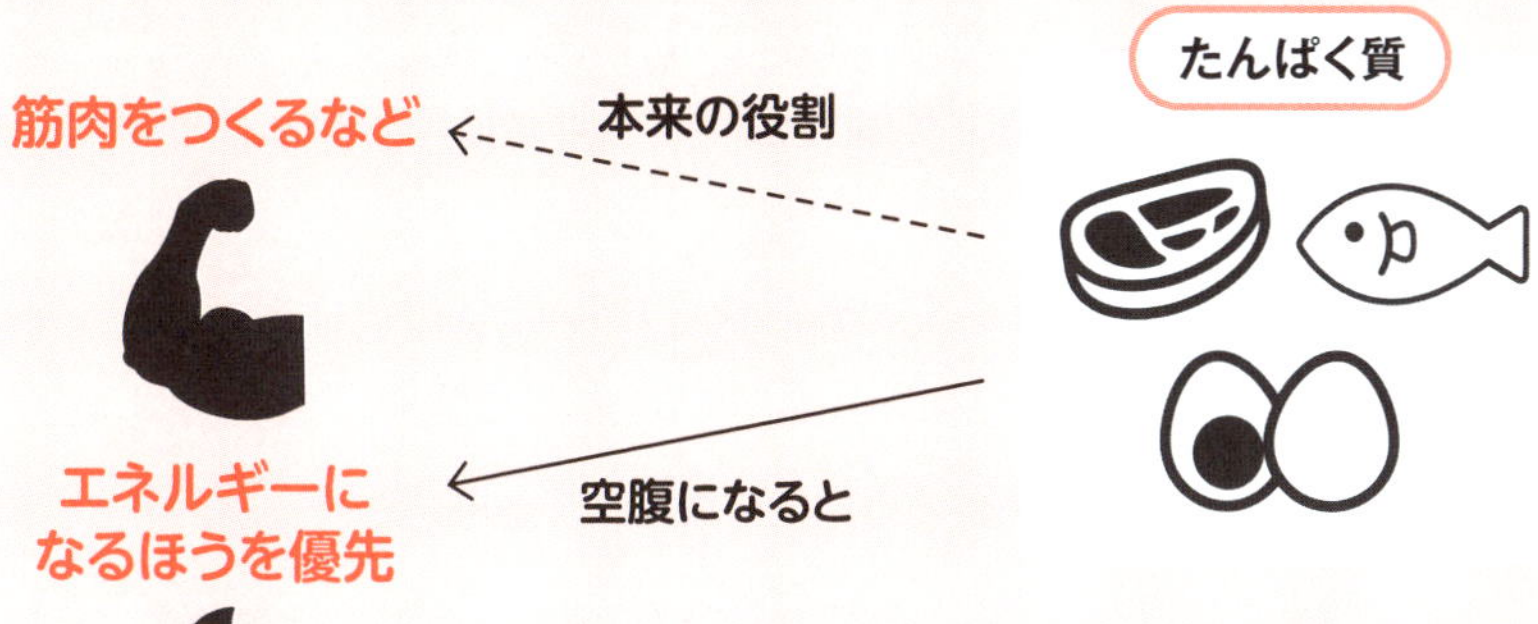

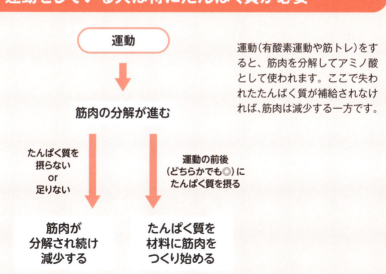

本来であればたんぱく質は筋肉をはじめ、体のあらゆる組織を構成するために使われます。空腹になると、たんぱく質をアミノ酸に変換して血糖値を安定させるために働きます。

運動をしている人は特にたんぱく質が必要

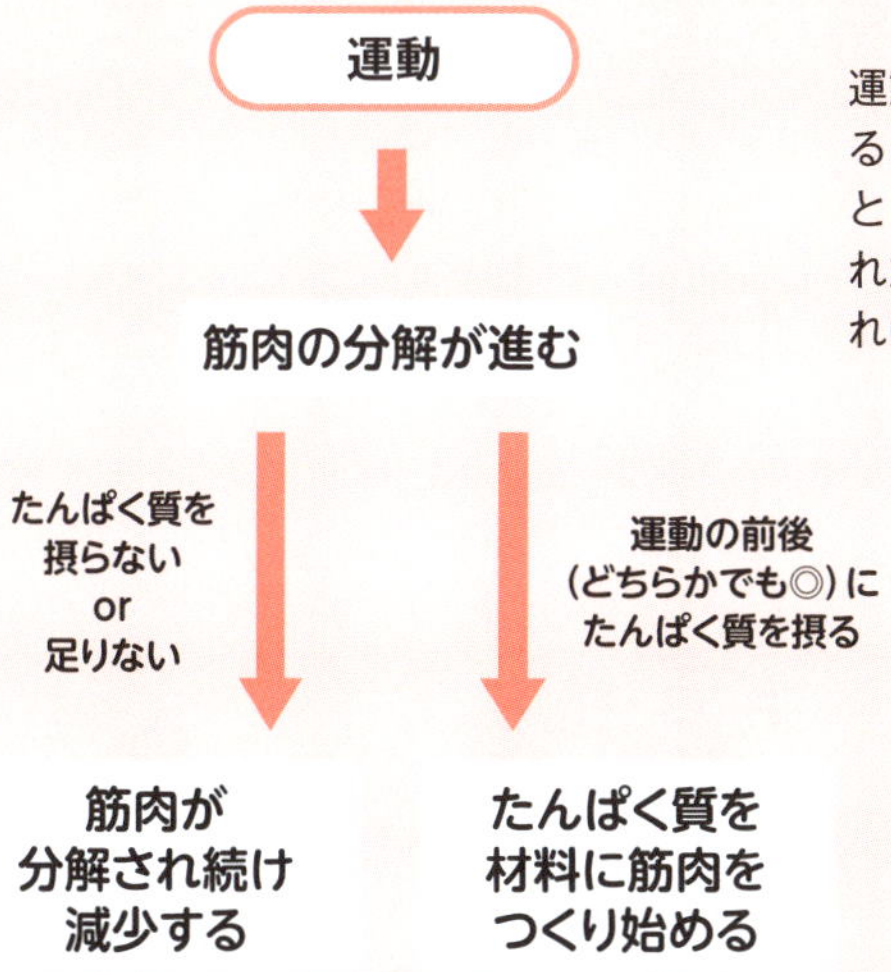

運動(有酸素運動や筋トレ)をすると、筋肉を分解してアミノ酸として使われます。ここで失われたたんぱく質が補給されなければ、筋肉は減少する一方です。

最強に痩せる食べ方

毎食絶対にたんぱく質を欠かさず摂る

きれいに痩せるためには「単に食べる量を減らせばいい」というわけではありません。なぜなら、これまで説明してきたとおり極端な食事制限では、筋肉が大幅に減ることで基礎代謝も減少し、リバウンドの危険性が高まるためです。理想はできるだけ筋肉量を落とさずに体脂肪を減らすこと。そのためには、**朝・昼・夜に毎食十分な量のたんぱく質を摂ることが絶対条件です。**たんぱく質の目安量は1食あたり20～30g。食材に置き換えると豚ヒレ肉なら100g、さばなら一切れ程度です。

これをざっくりと**1日で考えると、肉と魚を200g、卵1～2個、納豆や豆腐などの大豆製品を使ったレシピを2～3品**摂ればOKです。朝は睡眠中に分解された筋肉を取り戻すため、筋肉がつきやすい動物性のたんぱく質がおすすめ。トースト＋ハムエッグ＋ヨーグルトなど洋食で考えるとバランスが取りやすいです。

選択肢が多い昼食で何を食べるのかを迷ったら、動物性のたんぱく質が入っているものを選ぶというルールを作るとお店選びもスムーズ。例えば、たっぷりの野菜が入ったサラダボウルよりも、ステーキ肉のほうがたんぱく質が摂れます。

夕食は、夕方にハードな運動をしないのであれば糖質は控えめしたほうがダイエットには効果的です。たんぱく質は朝、昼で食べたたんぱく質を振り返りメインの食材を選びましょう。

最強に痩せる！1日の献立例

そのほかにも

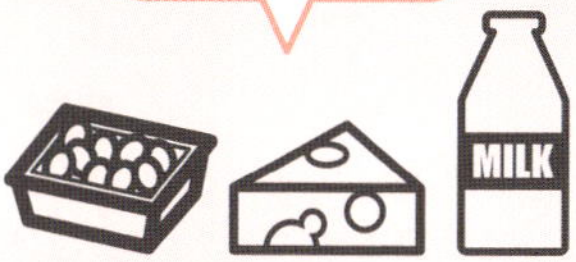

**たんぱく源のおかずを
2品以上組み合わせる**

和朝食はたんぱく質が不足しがち。納豆や卵、チーズ、牛乳などをプラスするとバランスがよくなります。

そのほかにも

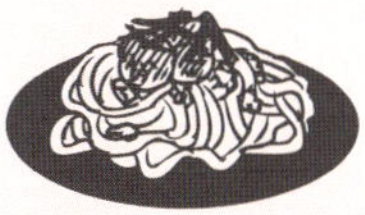

迷ったら動物性たんぱく質を

パスタなどの麺類を食べる場合は、具だくさんのものを選択しましょう。

そのほかにも

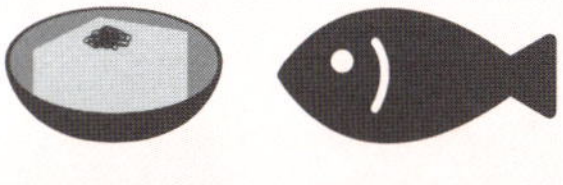

朝と昼を振り返ってバランスを取る

朝と昼に摂取したものが肉メインであれば魚料理を選ぶなどバランスを整えましょう。大豆製品もあと1品というときに取り入れやすいです。

献立の例

朝

- トースト
- ハムエッグ
- ヨーグルト

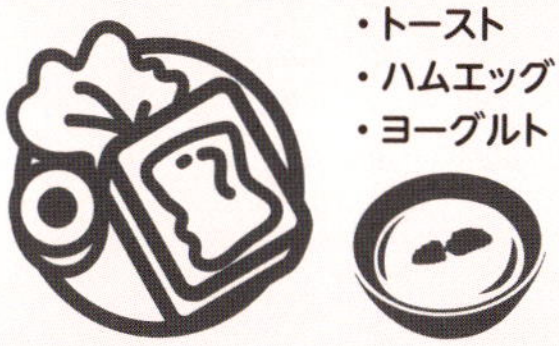

トーストに目玉焼きとハムをプラス。ヨーグルトの上澄みはホエイという良質なタンパク質なので、一緒に摂取すると◎。

昼

- ステーキ
- サラダ
- ご飯（少なめ）

主菜がメインのプレートランチで動物性たんぱく質を補給。カロリー過多になる場合は、ご飯の量を控えめにして糖質を調整しましょう。

夜

- 鮭のホイル焼き
- 野菜スープ

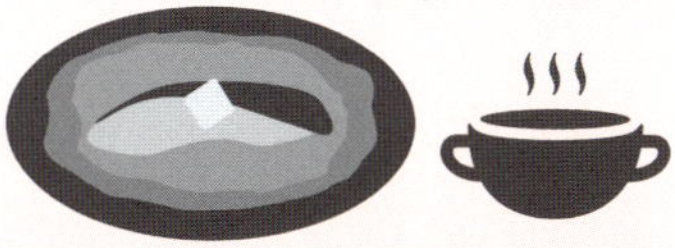

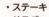

活動量が多くない夜は主食を抜いて糖質を控えめに。その代わりにたんぱく質はしっかりと摂ることが大切です。

たんぱく質は圧倒的に脂肪になりにくい

たんぱく質がダイエットにいい理由

たんぱく質は余分に摂取したときに、ほかの栄養素よりも脂肪に変換されにくいという利点もあります。脂質や糖質は体内で消化吸収された後、余剰分は脂肪として溜められ、飢餓《きが》や病気、けがなど、いざというときのためのエネルギー源として蓄えられます。**たんぱく質は一部脂肪にも変換されるものの、ほとんどがエネルギー消費されるか、余った分は尿中に排出されます**。そのため脂肪になりにくく、逆にいうとたんぱく質を毎食摂らなければいけない理由もここにあります。

そしてダイエットの観点から、たんぱく質を積極的に摂りたい理由はもうひとつあります。ダイエッターのなかには、食べたばかりなのにすぐにお腹が空いて苦しい思いをしたことがある人がいるのではないでしょうか。それはもしかしたら、たんぱく質不足が原因かもしれません。**たんぱく質は食欲を抑えるホルモンの分泌に関わっており、食後の満腹感を高めてくれるのです**。腹持ちがいいので、空腹感を感じる時間が短く過食を抑える効果もあります。

たんぱく質源といえば、牛ステーキ肉のように脂質を多く含む高カロリー食のものも多いため、摂取カロリーを意識して控える人もいるようです。しかし、適量を食べないと空腹感を感じやすくなり、ダイエットが長続きしないためリバウンドの可能性も高くなってしまいます。

たんぱく質は脂肪として蓄積しにくい

摂取したたんぱく質は体内でアミノ酸に分解されて、様々な形で利用されます。一部脂肪として蓄積されるものの、大部分が筋肉や内臓を構成する体たんぱく質になったり、エネルギーとして消費され、使われなかった分は尿中に排出されるので溜めておくことができません。

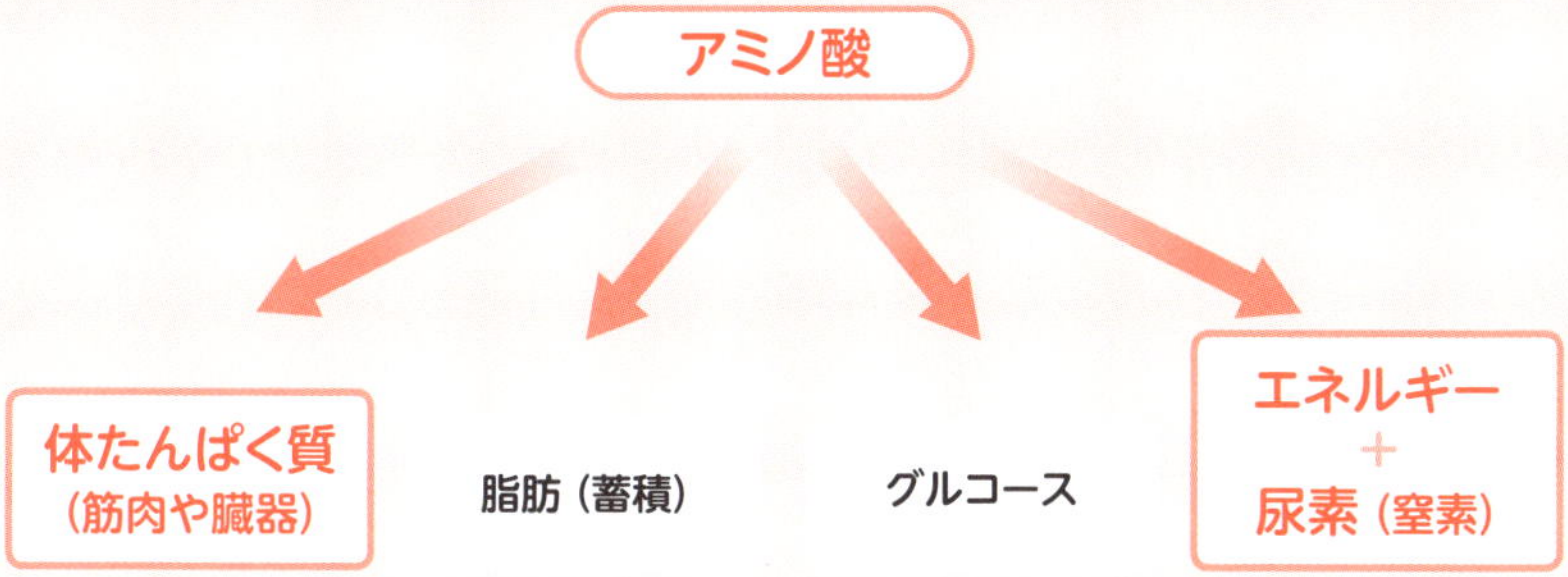

たんぱく質不足はデメリットばかり！

たんぱく質を抜くと腹持ちが悪くなり、すぐに空腹を感じやすくなってしまいます。ダイエット中は特にイライラしてしまい、過食→リバウンドを引き起こすもとになりかねません。

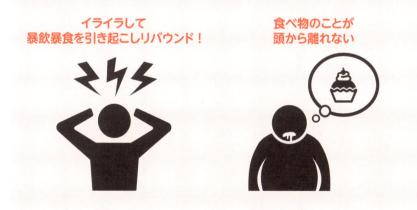

イライラして
暴飲暴食を引き起こしリバウンド！

食べ物のことが
頭から離れない

アミノ酸のバランスがいいのは動物性

効率のよい動物性と低脂質な植物性

食品から摂れるたんぱく質は、肉や魚、卵や乳製品に含まれる「動物性たんぱく質」と、豆や大豆製品、穀物などに含まれる「植物性たんぱく質」に大別されます。同じたんぱく質といっても動物性と植物性とではそれぞれ特徴や性質が異なるため、体への働き方にも違いが生じます。

動物性たんぱく質の最大の特徴は、体に必要なアミノ酸を豊富に、かつバランスよく含んでいるという点。特に体内でつくることのできない「必須アミノ酸」の含有量が植物性たんぱく質と比べて多く、筋肉や組織の材料となるたんぱく質を効率よく摂取できるのです。動物性たんぱく質は、マガレイやクロマグロ、カツオなどの魚類に特に多く含まれています。また、鶏むね肉や豚ロース肉、牛もも肉など、脂身の少ない部位の肉にも豊富に含まれます。

一方、**植物性たんぱく質は、動物性たんぱく質と比較して必須アミノ酸は多くはありませんが、脂質が少ないという特徴があります。脂肪の燃焼を助ける効果も高く、体脂肪の気になる人には魅力的です**。植物性たんぱく質が多い食品としては、高野豆腐、大豆、そばなどが挙げられます。

動物性たんぱく質にはビタミンB群、植物性たんぱく質には食物繊維など、たんぱく質以外の栄養素も豊富。両者を上手に組み合わせて摂ることで、献立全体のバランスも整います。

動物性たんぱく質は必須アミノ酸が豊富

肉や魚介、卵、乳製品に含まれるたんぱく質のことで、必須アミノ酸をバランスよく含む良質なたんぱく質源です。

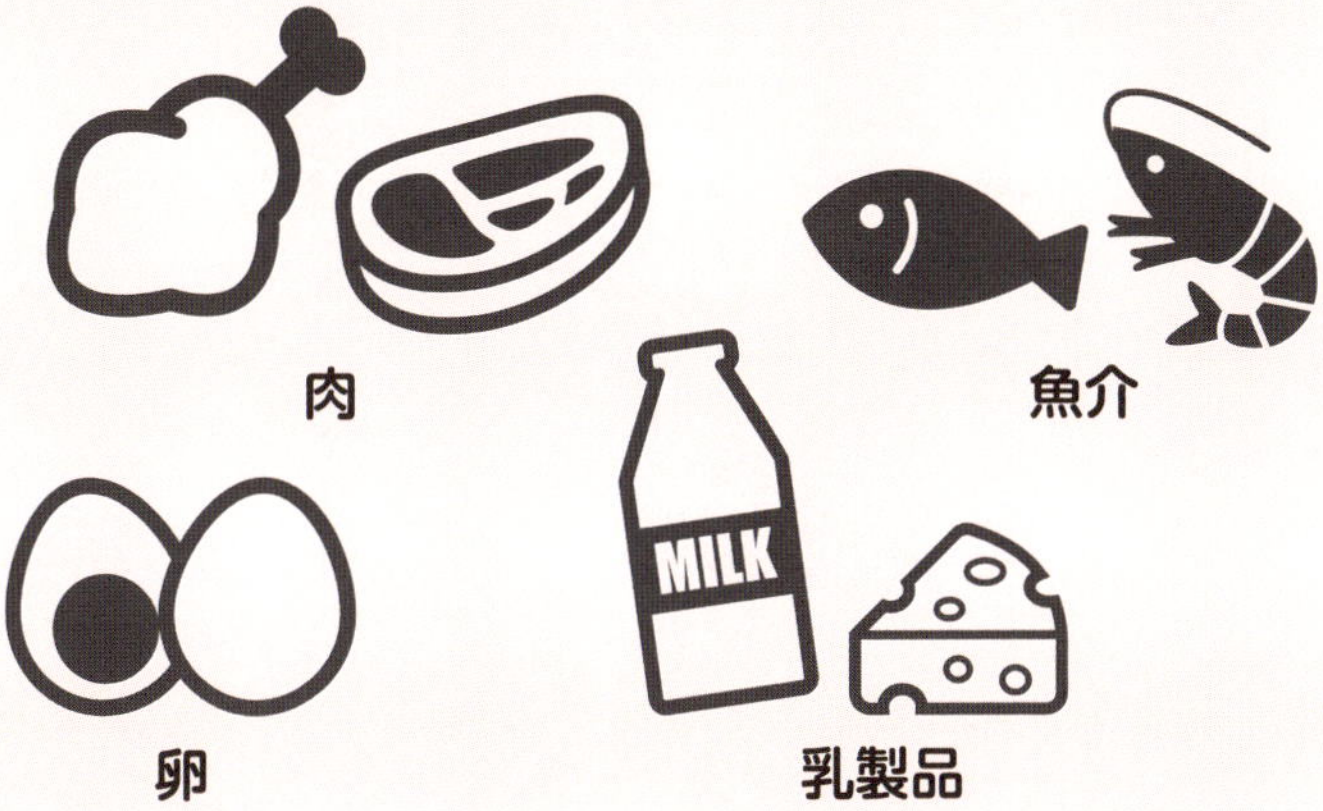

植物性たんぱく質は脂肪燃焼効果もある

豆、大豆製品、穀類などに含まれ、脂質の含有量が低いのが特徴。脂肪燃焼効果は植物性のほうが高いといわれています。

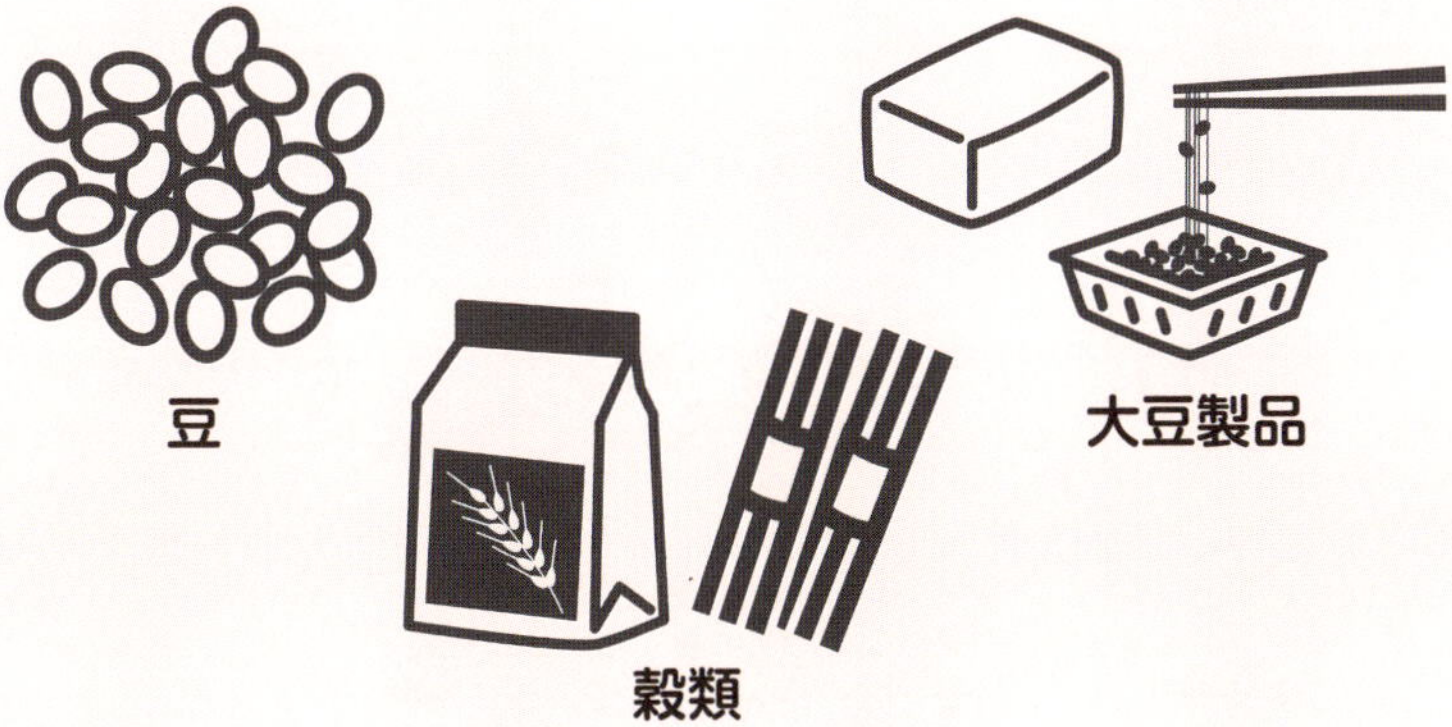

ダイエットにも役立つアミノ酸

どのアミノ酸も体づくりに欠かせない

前述のとおり、私たちの体に存在する10万種類ものたんぱく質は、わずか20種類のアミノ酸の組み合わせによって構成されています。そして**20種類のアミノ酸は、9種類の「必須アミノ酸」と、11種類の「非必須アミノ酸」に分けられます。**

「必須アミノ酸」とは、体内で合成することのできない、もしくは合成量が必要量に満たない9種類のアミノ酸の総称。必ず食事から摂取しなければならないことから、「必須」の言葉が用いられています。筋合成の促進と分解の抑制に関わる「ロイシン」、脂質の代謝に関わる「リジン」、神経伝達物質のひとつであるセロトニンの材料となる「トリプトファン」などがあります。

そして、必須アミノ酸以外の11種類が「非必須アミノ酸」に分類されます。「アラニン」「アルギニン」「グルタミン」などが該当しますが、いずれも疲労回復を促したり、睡眠の質を向上させたりと、重要な役割を持つものばかり。糖質を材料に体内で合成できるため「非必須」と呼ばれますが、私たちの体にとっては決して「非必須」ではありません。

20種類のアミノ酸のどれが欠けても筋肉をつくり出せず、不足すれば体の重要な機能にも支障が生じかねません。だからこそ、動物性から植物性まで、様々な種類の食品からたんぱく質を摂取し、アミノ酸の獲得に努める必要があるのです。

体をつくるアミノ酸

必須アミノ酸

イソロイシン	筋肉を強化し、身体の成長を促す。肝臓などの働きを高める。
ロイシン	筋肉を強化し、肝臓の働きを促す。摂り過ぎると免疫力が低下するので注意。
リジン	身体の成長を促し、身体組織の修復に関与するほか、代謝促進や抗体などの材料にもなる。小麦粉や精白米に不足しがちなアミノ酸。
メチオニン	抗うつ効果やヒスタミンの血中濃度の低下、身体の構造成分になる。
フェニルアラニン	ドーパミンなど神経伝達の物質の材料となる。血圧を上昇させる。
スレオニン	脂肪肝を予防し、身体の成長を促す。酵素の活性部位などを形成する材料になる。
トリプトファン	セロトニンなど神経伝達物質の材料になる。鎮痛作用があり、免疫力を高める。
バリン	筋肉を強化し、身体の成長を促す。血液中の窒素量を調整する。
ヒスチジン	幼児の発達に必要で、神経機能を補助する。

非必須アミノ酸

チロシン	アドレナリンやドーパミンなどの神経伝達物質の材料になる。
システィン	毛髪や体毛に多く含まれるアミノ酸。黒いメラニン色素の産生を抑え、黄色いメラニンを多くつくるよう働きかける。
アスパラギン酸	エネルギー源として利用されやすいアミノ酸。新陳代謝を高め、疲労回復、スタミナ増強、持久力を高める。
アスパラギン	アスパラガスから見つかったアミノ酸。アスパラギン酸の誘導体として働き、新陳代謝を向上させる。
セリン	リン脂質や脳の神経細胞などの材料になる。睡眠改善効果などがある。
グルタミン酸	脳や神経の働きを助け、疲労回復効果もある。だしのうまみの素になる。
グルタミン	体に最も豊富に含まれるアミノ酸のひとつ。腸管のエネルギー源として利用され、胃や腸管を守る。アルコールの代謝を高める働きがあることが報告されている。
プロリン	グルタミン酸から合成されるコラーゲンの材料。プロリンは皮膚に潤いをもたらす天然保湿成分（NMF）として最も重要なアミノ酸のひとつ。
グリシン	体内に広く存在し、運動・感覚など体の調整を行う。コラーゲンの1/3を構成している。
アラニン	肝臓のエネルギー源として利用され、糖を合成する材料としても使われる。
アルギニン	血管を広げて血液を通りやすくするのを手伝う。成長ホルモンを合成するので、子どもにとっては必須アミノ酸に含まれる。

質のよいたんぱく質を摂るには？

食品のアミノ酸スコアをチェック

質のよいたんぱく質とはどのようなたんぱく質をいうのでしょうか。栄養面から考えれば、体内で合成できない9種類の必須アミノ酸を十分に含むたんぱく質こそが良質なたんぱく質といえ、食事を摂るうえでは特に重要視されるべきでしょう。

しかし、通常の食事では、たんぱく質の量は把握できても、必須アミノ酸の摂取量までを細かく確認することはできません。そこで**役立つのが、食品に含まれる必須アミノ酸の含有量やバランスをわかりやすく数値化し、たんぱく質の質を評価した「アミノ酸スコア」**です。

アミノ酸スコアでわかることは、それぞれの食品に含まれる必須アミノ酸の量が、必要量に対してどれくらいの割合に達しているかということ。必要量をすべて満たしていることを示す値が「１００」。不足するアミノ酸がある場合は、最も低い数値の比率がアミノ酸のスコアになります。つまり**スコアが１００に近いほど、必須アミノ酸をバランスよく含む、質のよいたんぱく質であることを意味しています。**

肉や魚（貝類・甲殻類は除く）、卵など動物性たんぱく質の多くはスコア１００を満たしています。一方で、小麦粉などの穀類や野菜はスコアが低くなっています。これだけでは必須アミノ酸が不足するため、アミノ酸スコアの高いほかの食品で補う必要のあることがわかるのです。

良質なたんぱく質をはかるアミノ酸スコア

9種の必須アミノ酸それぞれを、1枚の板で表して桶に見立てたもの。小麦粉の例のように、一番スコアが低いリジンの数値が全体のアミノ酸スコアになってしまいます。

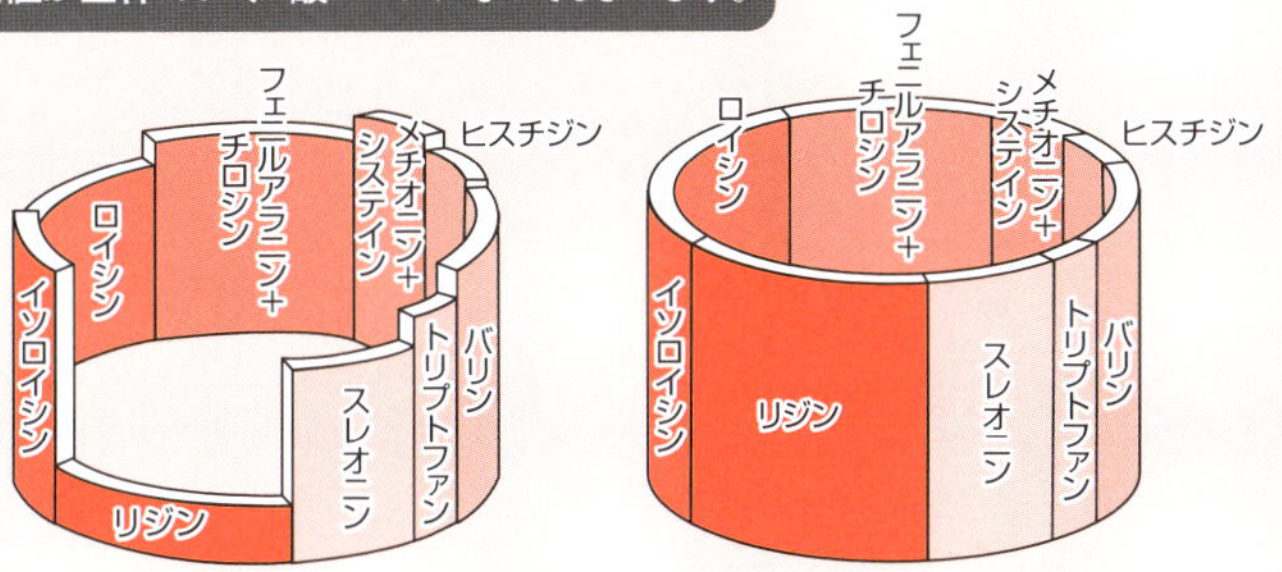

小麦粉　　理想的なアミノ酸バランス

アミノ酸スコアとは
食品中に必須アミノ酸がバランスよく含まれているたんぱく質は良質とされ、その含有率を評価したものをアミノ酸スコアといいます。必須アミノ酸は体内でつくることができないので、食事で摂らなくてはならないたんぱく質です。

主な食品のアミノ酸スコア

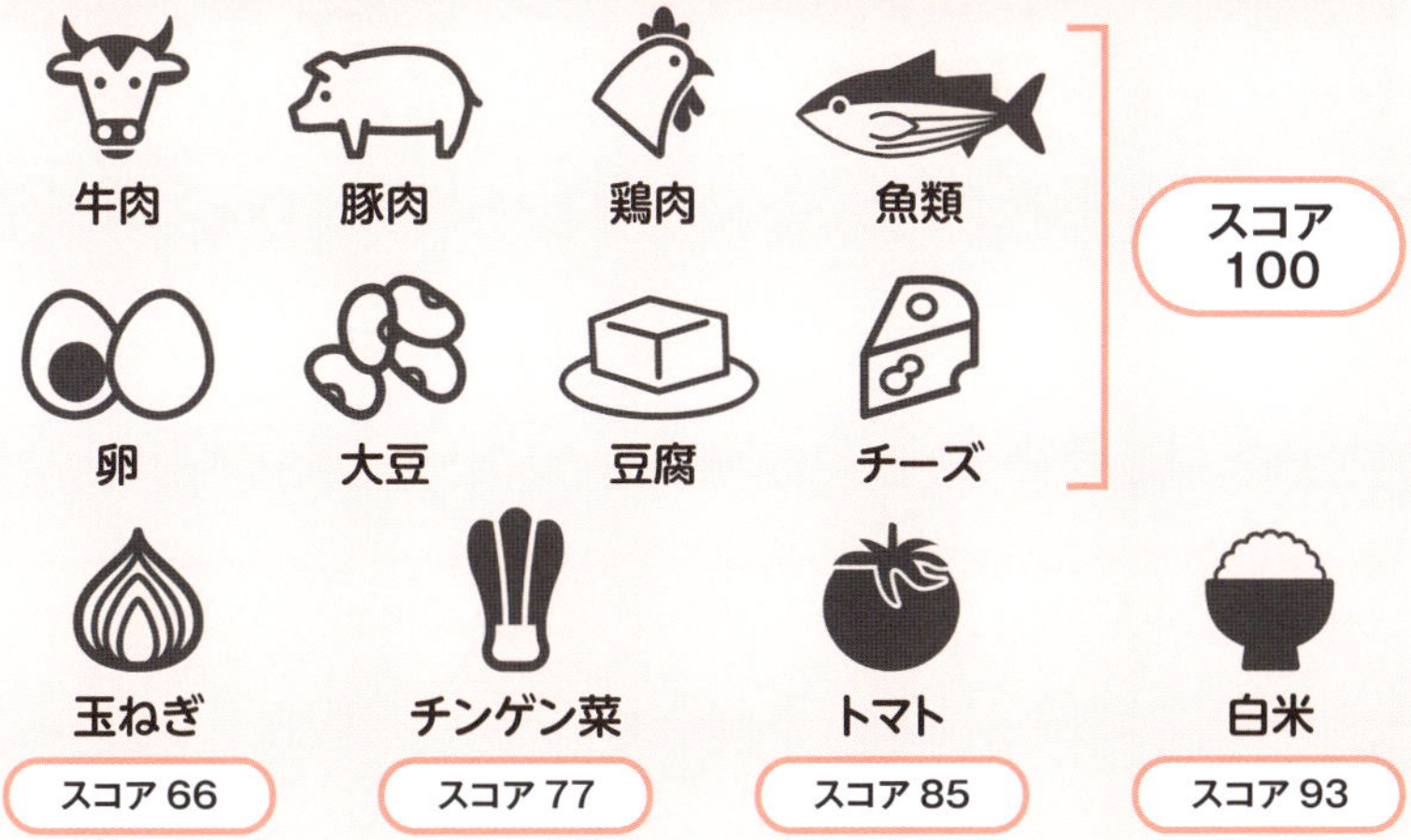

出典：日本食品標準成分表　2015年版(七訂)アミノ酸成分表編

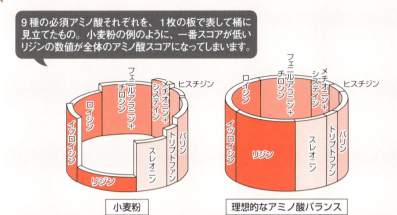

quiz

より筋肉がついて痩せるのはどっち？①

Ⓐ 鶏ささみ肉　VS　Ⓑ 牛肩ロース肉

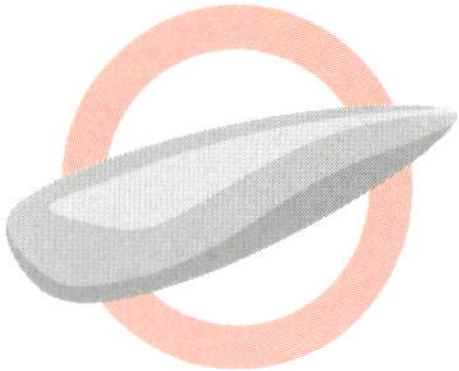

Answer Ⓐ

牛肩ロース肉はたんぱく質以外に脂質も多く胃腸で消化されるまで時間がかかりますが、鶏ささみ肉は高たんぱくで脂質も少なく、速やかに胃腸で消化吸収されます。ただ食べるだけでなく運動後に食べるとより効果的。

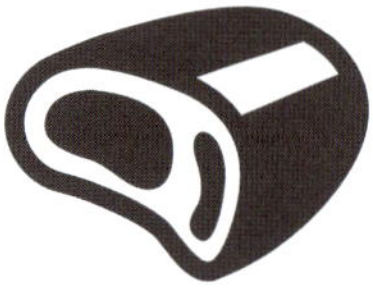

Ⓐ ハム（ロース）　VS　Ⓑ さばの水煮缶

Answer Ⓑ

ハムは100gあたり16.5gのたんぱく質を含んでいますが脂質と塩分が高め。一方、さばの水煮缶は長期保存ができる手軽で優秀な食材。たんぱく質も豊富でおすすめですが、みそ煮などはカロリーや塩分が高いので避けましょう。

Ⓐ ゆで卵　VS　Ⓑ 豆腐

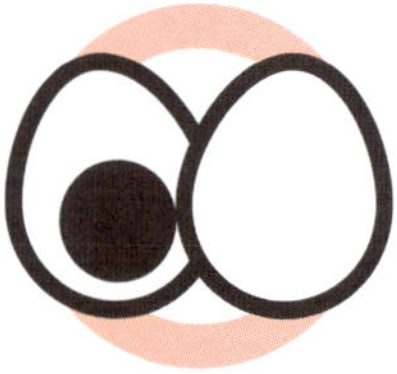

Answer Ⓐ

動物性たんぱく質の源である卵はロイシンを多く含み、筋肉の合成を高めるのに効果的な食材。一方、豆腐は脂質の代謝を助けてくれるメリットがありますが、卵に比べてたんぱく質は少なくなります。

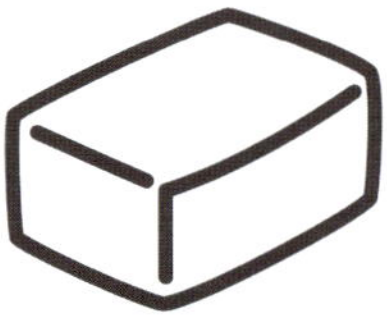

第2章

美容と健康に欠かせない！
最強のたんぱく質

「何を食べないか」ではなく「何を食べるか」

食べないダイエットからは卒業！

多くの人がダイエットに失敗する理由のひとつに、短期集中で体型を変えようとしていることが挙げられます。確かに**1ヶ月で5kg体重を落とすことは理論的には可能ですが、それだと脂肪とともに筋肉も大幅に落ちてしまうケースがほとんど。**食事の量を減らし続けないと効果が出にくくなるばかりか、リバウンドのリスクが非常に高まります。さらに、リバウンドの際は体脂肪がメインで増えるため、以前よりも太って見えてしまうのです。健康的に痩せるためには、いかに筋肉を落とさずに体脂肪を減らすかがカギ。そのためには、食べないことではなく、正しいものを選んで食べる方法を学ぶ必要があるのです。

何を食べるのが正しいかを考えたときに、**「糖質」「たんぱく質」「脂質」の三大栄養素を偏りなく摂ることが重要になります。特に気を付けたいのが〝糖質、脂質はしっかり摂れているのに、たんぱく質が不足している〟というパターン。**例えば、朝は野菜でつくったフレッシュスムージー、昼はコンビニのサラダ、夜は野菜中心の鍋。こういった食生活は一見ヘルシーで健康的に思われますが、実は野菜だけを大量に食べても三大栄養素のバランスが摂れず、たんぱく質が不足しがちになります。こうした食生活を続けていると、痩せにくくなるだけでなく、痩せたとしても生気がなくやつれた印象になってしまいます。

食べないダイエットはリバウンド後が悲惨！

極端にたんぱく質を抜いた食事制限では、最初はするりと体重が落ちるかもしれませんが、すぐに元通りに。しかも、体重は元通りでも中身は体脂肪のほうが多くなっているので、ダイエットする前よりもだらしないシルエットになる可能性が。

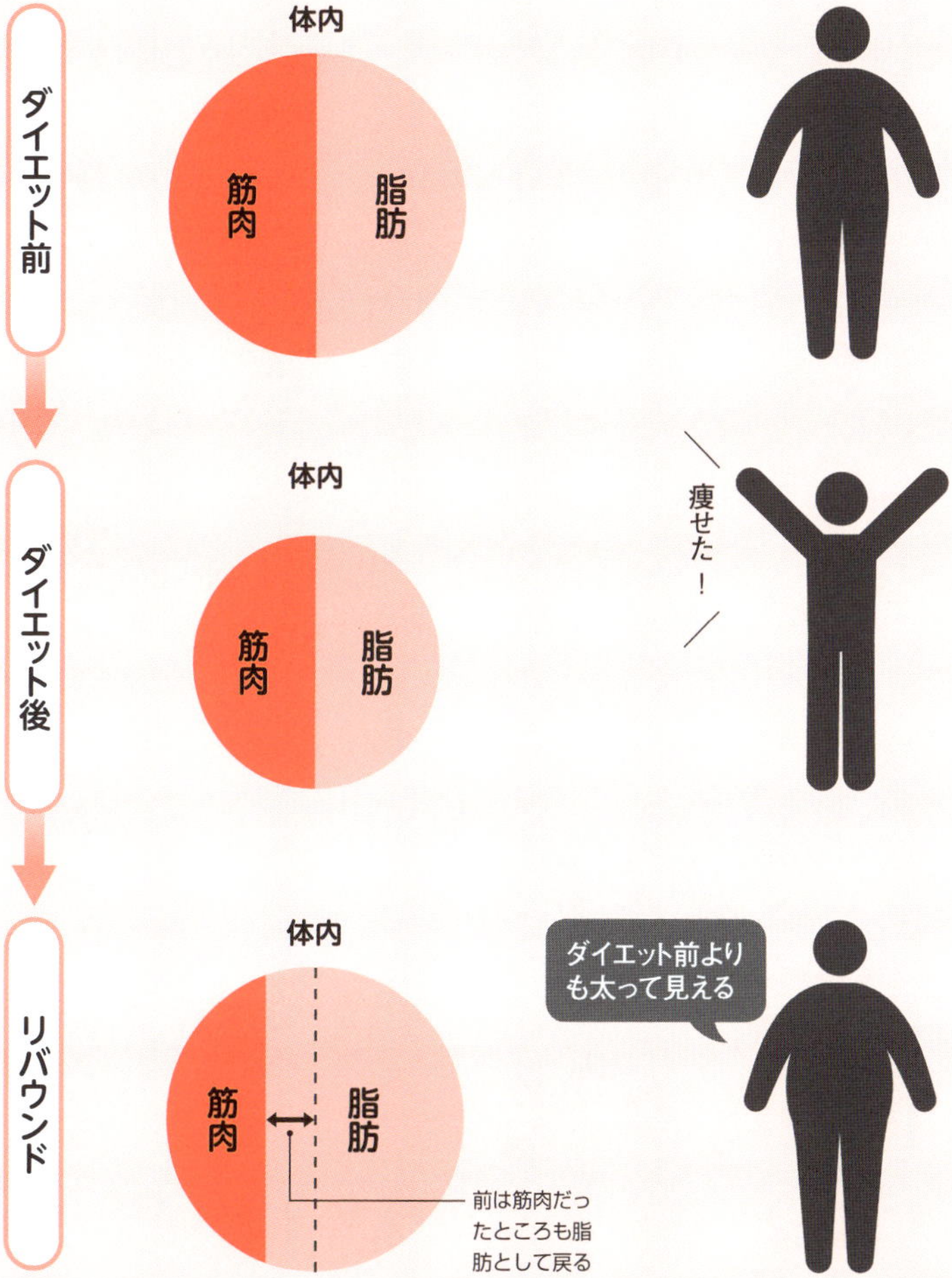

たんぱく質を摂ると脂肪が燃焼しやすくなる

たんぱく質はDITの割合が高い

食事を摂ってしばらくすると、体がポカポカと温かくなるのを感じることはないでしょうか。これは、食事から摂取した栄養素が、体内で分解される際に熱となって消費されることによるもの。体内で起こるこうした反応を「食事誘発性熱産生(Diet Induced Thermogenesis)」といい、英語の頭文字を取って「DIT」とも呼ばれます。

DITにより消費されるエネルギー量は、1食の摂取エネルギーの約10%といわれます。その割合は栄養素ごとに異なり**たんぱく質は摂取したエネルギーの約30%ものエネルギーがDITによって消費されます**。糖質は約6%、脂質は約4%ですから、たんぱく質摂取後の消費エネルギーがずば抜けて大きいことがわかります。つまり、**たんぱく質を摂った分だけ脂肪も燃焼しやすく、痩せやすいというわけです**。

また、**DITは筋肉が多いほど高くなることがわかっています。筋肉の量は基礎代謝量にも比例しますから、筋肉をつけるほど、ますますエネルギー代謝のよい体になれる**のです。

さらに食べ物をよく噛んで食べることも、DITを高めるコツのひとつ。良質なたんぱく質のかたまりである赤身の肉は、しっかりと噛んで食べるのに最適な食材です。

このような観点からも、たんぱく質の摂取がダイエットの効率アップに役立つといえるのです。

たんぱく質を摂ると消費カロリーが増える

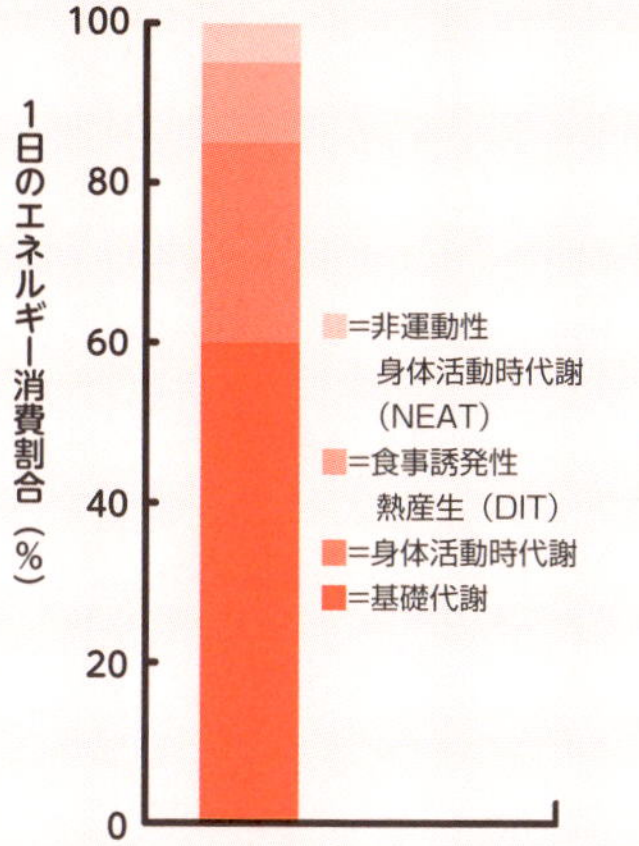

厚生労働省「身体活動とエネルギー代謝」より改変

DIT（食事誘発性熱産生）とは?

食べ物を消化、吸収するときに内臓が活発に活動することで熱が生み出され、エネルギー消費されることをいいます。食後、体が温まるのはこのためで、食後は安静にしていても代謝量が増えます。

どれくらいエネルギーを消費するかは栄養素によって違う

たんぱく質	食べたエネルギーの	30%
糖質	食べたエネルギーの	6%
脂質	食べたエネルギーの	4%

※通常の食事はこれらの混合なので約１０％といわれている。

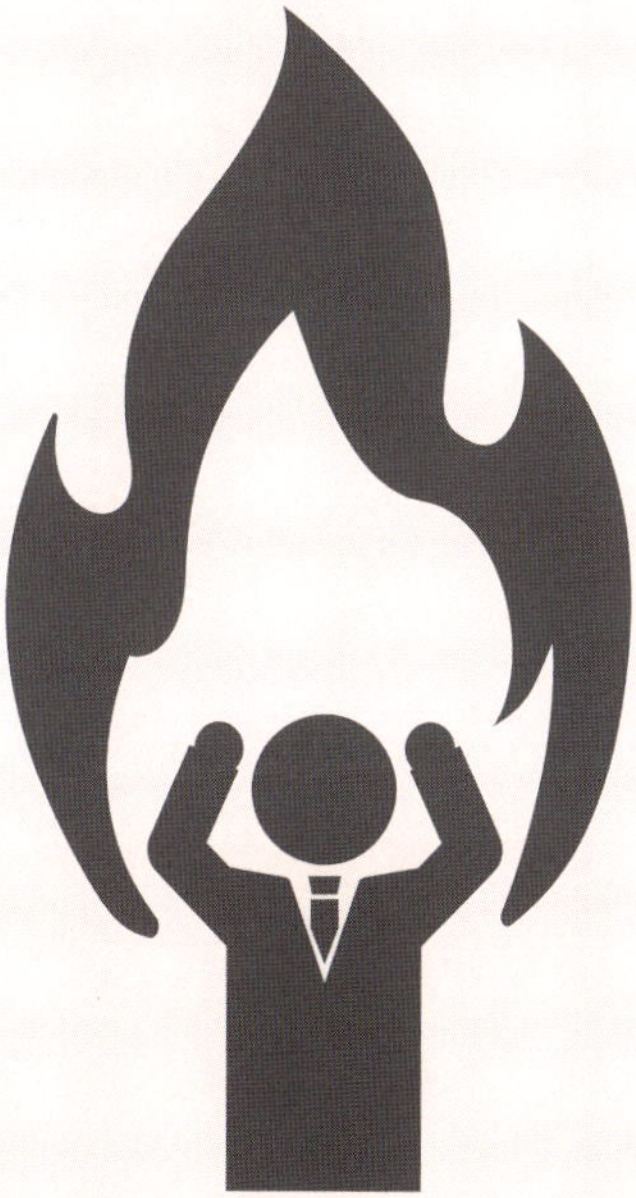

たんぱく質を多く摂取すると
DIT で消費される
カロリーも増える

1日 2000kcalを摂取する場合

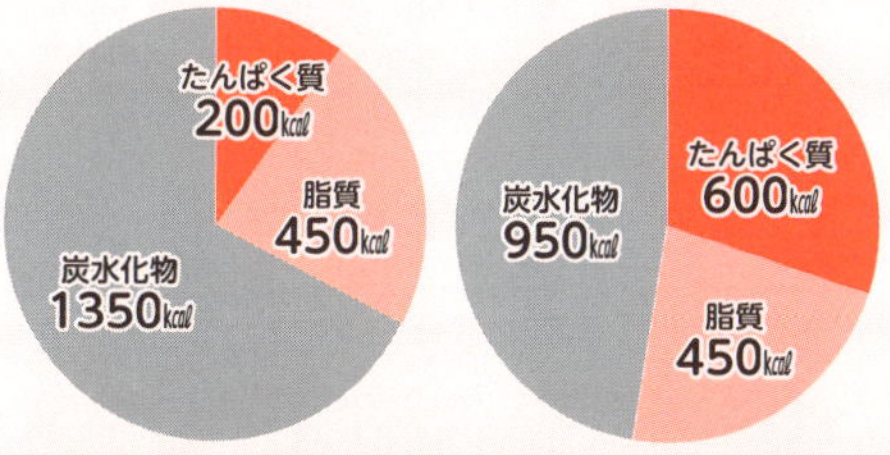

DIT = 159kcal　DIT = 255kcal

総摂取カロリーが同じでも DIT に 96kcalの差が！

1年続けると 35,040kcal、約 4.8kg 減らせる！

糖質制限中こそたんぱく質が重要！

エネルギー不足を防いで筋肉を維持

ダイエットのために**糖質制限に取り組んでいる人は、たんぱく質の摂り方にも注意を払う必要があります。**糖質制限の目的は、ご飯やパンなど糖質を多く含む主食の摂取を控えることで、血糖値の急上昇を抑え、肥満を防ぐというもの。しかし、私たちの体で主なエネルギー源として利用されているのは糖質です。糖質制限を行うと体が糖質不足になり、十分なエネルギーをつくることができなくなります。すると体はその不足分を補おうと、たんぱく質や脂肪を分解してエネルギー源とします（これを糖新生といいます）。たんぱく質が分解されるということは、すなわち筋肉も分解されるということ。筋肉が減少すれば基礎代謝量も下がってしまうため、一旦は痩せてもまたすぐにリバウンドを繰り返す、代謝の悪い体になってしまうのです。

筋肉を維持しながら太りにくい体をつくるには、糖質制限によって不足するエネルギーをたんぱく質や脂質でしっかりと補い、全体の摂取エネルギーを減らし過ぎないようにすること。特に運動時は筋肉の分解を抑えるため、たんぱく質を十分に摂ることはもちろん、糖質も適度に摂り入れて、エネルギーを確保することが大切です。

行き過ぎた糖質制限は控え、たんぱく質や脂質もバランスよく摂って筋肉と基礎代謝を維持することが、ダイエットを成功に導く秘訣です。

糖質制限中は特にたんぱく質不足に注意！

糖質（炭水化物）、たんぱく質、脂質、ビタミン、ミネラルの栄養素はそれぞれ担う働きが違います。糖質の働きは「エネルギーをつくること」なので、糖質を減らした場合は代わりにエネルギー源となる栄養素が必要となります。

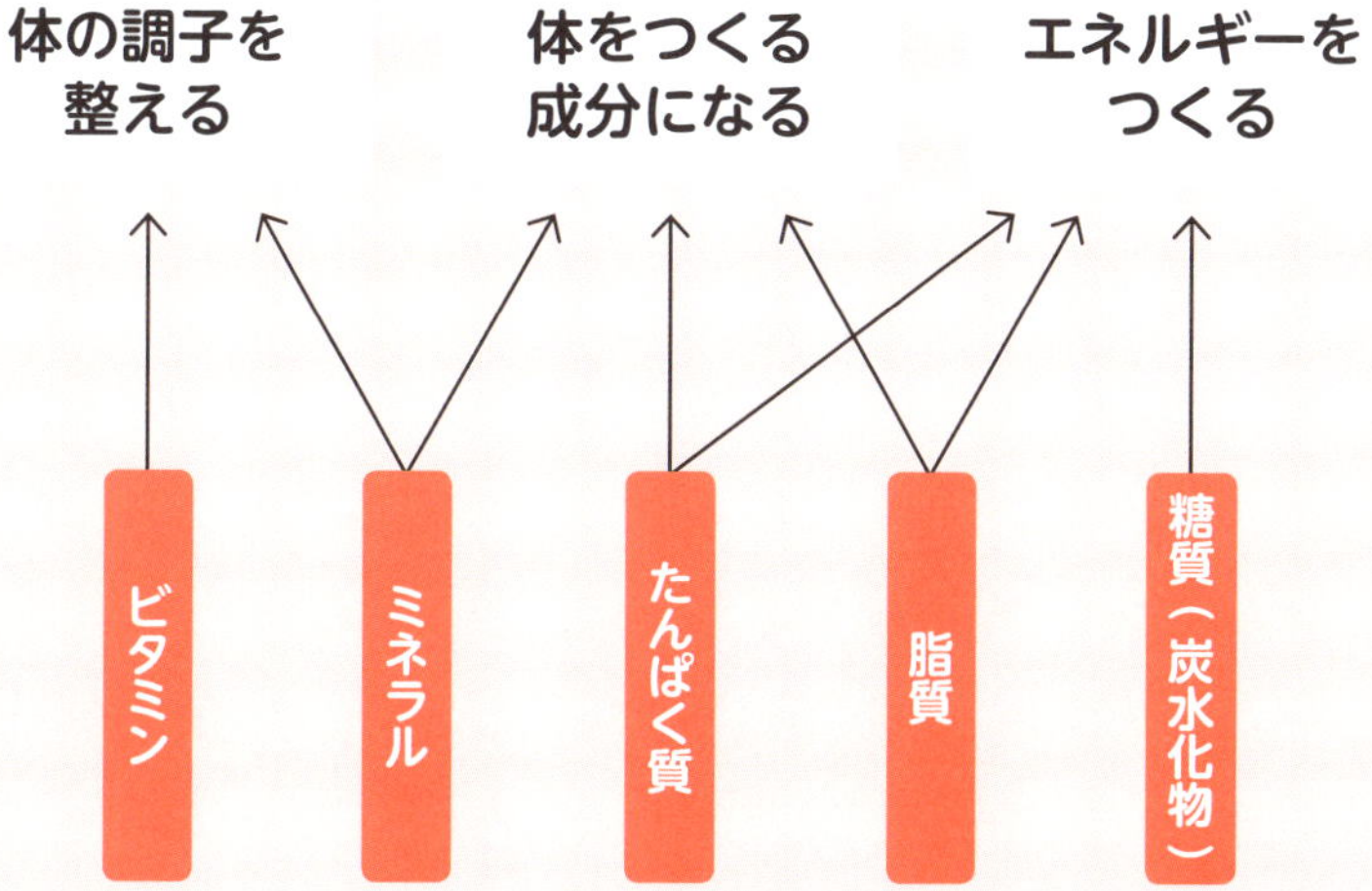

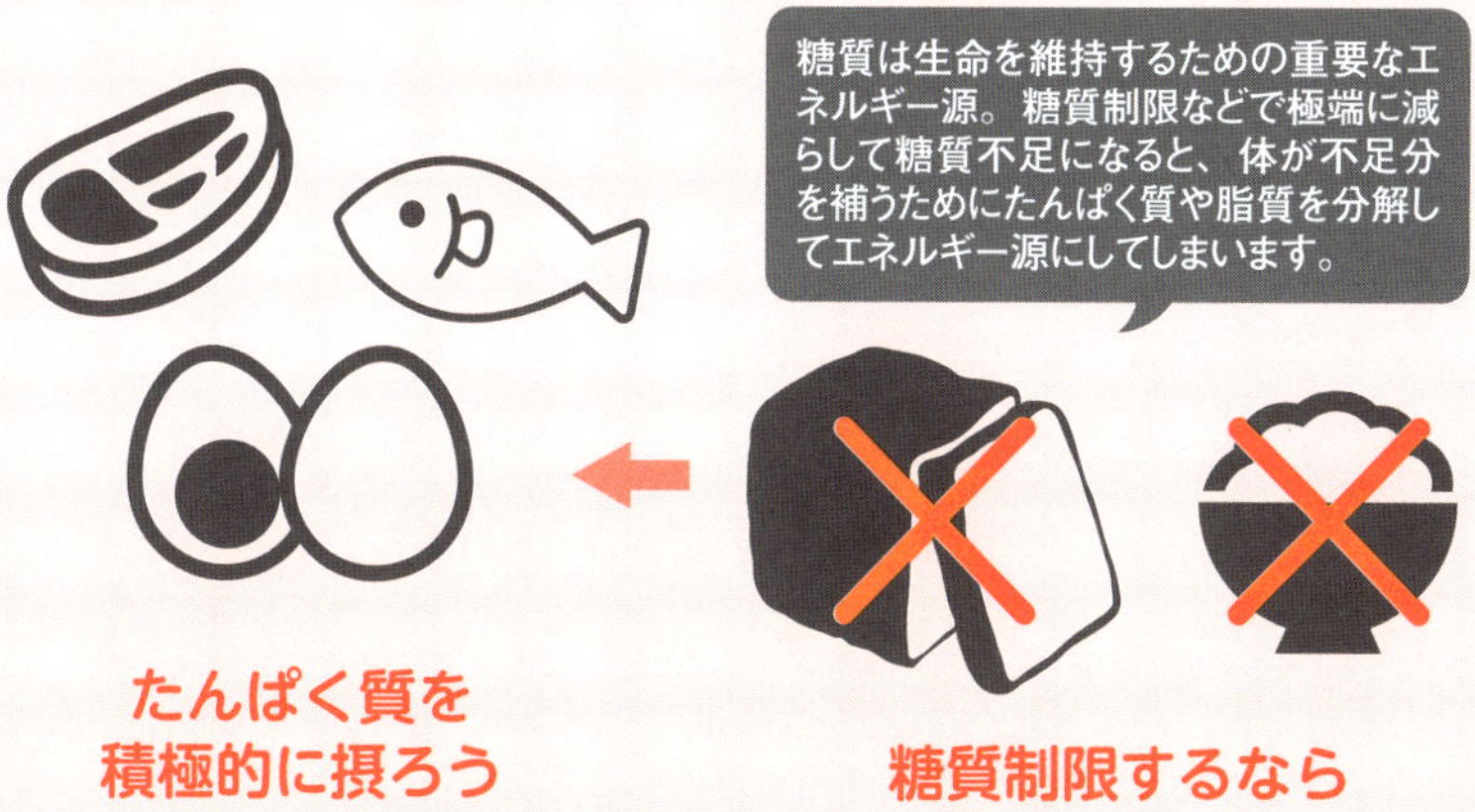

たんぱく質は血糖値を上げにくい

血糖値の上昇を予防

血糖値とは血液内のグルコース（ブドウ糖）の数値のことで、主に食事により変動します。食後は、誰でも血糖値が上がり、上がった血糖値を下げて一定の値に保つ作用があるインスリンというホルモンが分泌されます。

糖質が多い食事を続けると、過剰な糖質の摂取でインスリンが出過ぎてしまい、余った糖質を脂肪に変えて細胞に蓄積させてしまいます。さらに危険なのは空腹時の糖質の摂取。より血糖値を急激に上げやすいうえ、急降下する性質があるため、血管を傷つけたり、内臓が機能障害を起こし糖尿病など、様々な病気を引き起こす要因になってしまいます。

そこで、**利用すべきなのがたんぱく質の血糖値を上げにくいという利点。肉や魚をはじめとしたたんぱく質食材は、糖質をほとんど含まないため、血糖値を上げにくく食事の際の食べ始めや空腹時の間食にぴったりです**。また、腹持ちがよく満足感が高いので、食べ過ぎ防止にも役立ちます。

ただし、たんぱく質は消化に時間がかかる性質があるので、消化・吸収を助ける「たんぱく質分解酵素」を含む生姜やニンニク、大根などをつけ合わせにすると、胃腸の負担が軽減されます。ステーキにニンニクソースや焼き魚に大根おろしが添えてあるのも、こうした理由から。何より単品で食べるよりもおいしく、栄養価も上がります。

血糖値を上げやすい糖質

三大栄養素「糖質」「たんぱく質」「脂質」は、それぞれ血糖値への影響が以下の図のように異なります。食後、急激に血糖値を上げやすいのは糖質です。たんぱく質は3時間後くらいにゆっくりと血糖に変わります。脂質は消化に時間がかかり、血糖値を最も上昇させにくいです。

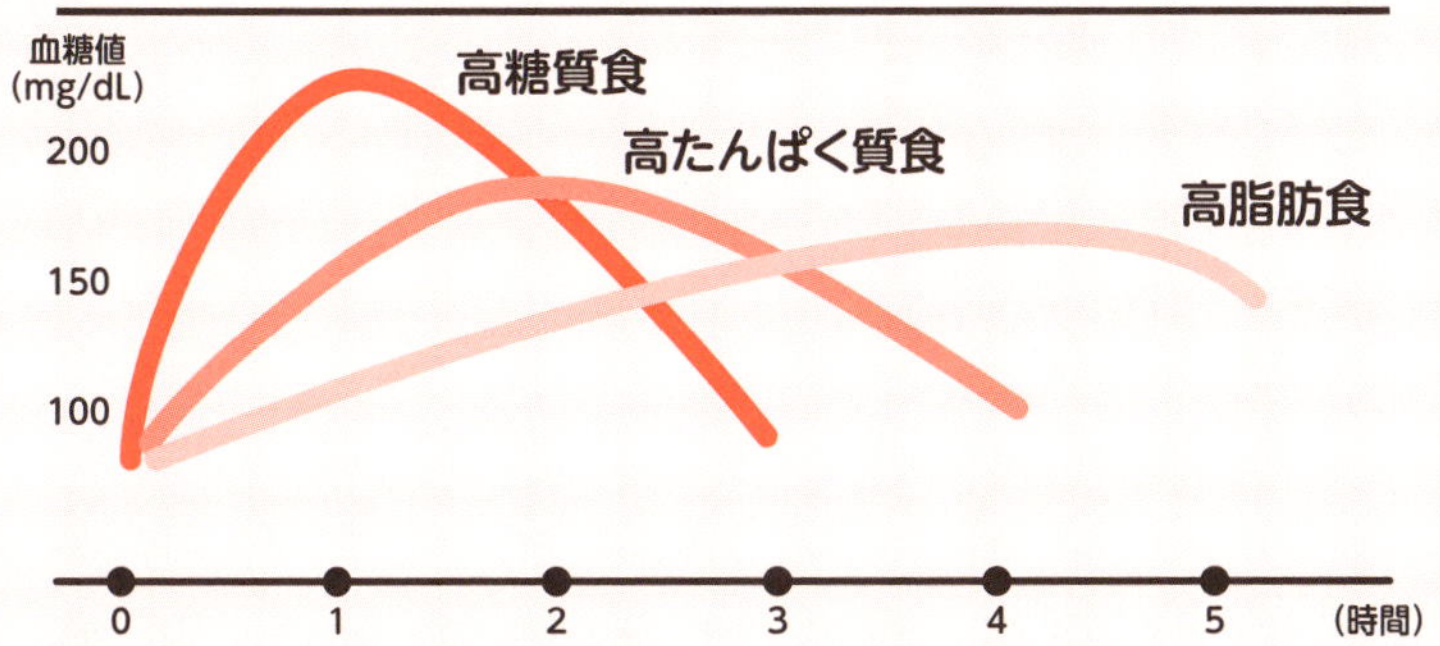

出典：月刊糖尿病：2010,2,10,70-7を参考に作成

食べる順番で血糖値の上昇をゆるやかにする

魚・肉・米を食べる順番と血糖値の関係を調査した研究では、米飯の前に肉・魚料理を摂取すると米飯を先に食べた場合に比べ、食後4時間の血糖値の上昇が抑えられることがわかりました。

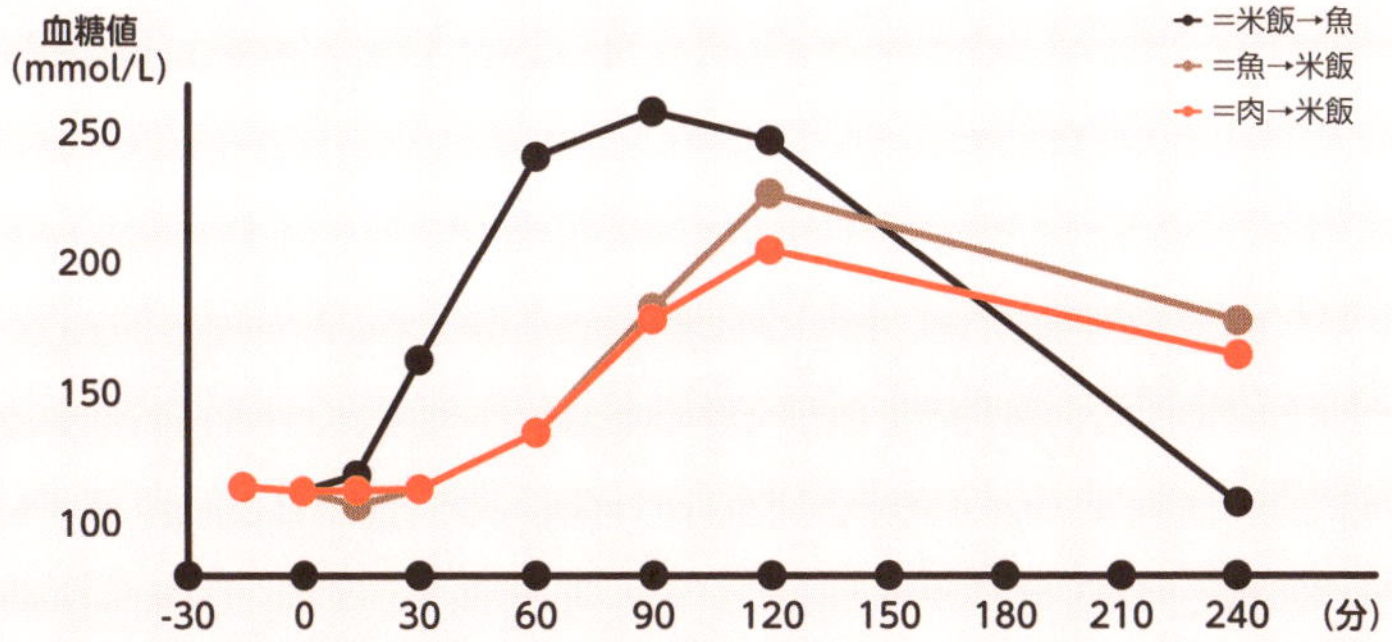

出典：Kuwata H et al. Diabetologia(2016)より改変

20〜30代以降は太る人が急増する

20代から自然に筋肉が減っていく

人の筋肉は、20歳ごろまでは意識的に運動をしなくてもどんどん増えてくれます。そのうえ、学生生活で定期的に行う運動や部活、通学など筋肉がより発達する要因がたくさんあります。

しかし、**20〜30代をピークに筋肉量は徐々に減っていくということがわかっています。40歳からは10年ごとに約8〜10％減少していき、70代の10年で15％も減少します。**これは単純に運動する機会が減るからというわけではなく、体の自然現象とも呼ぶべきことであって、ごく健康な人に起こる現実です。

筋肉量が減っていくということは、**1日の消費エネルギーの6〜7割を占めている基礎代謝が減っていく**ことになるので、40代でも20代のころと同じ量を食べれば当然太りやすくなります。さらに、**筋肉には糖を取り込んで貯蔵する役割があります。筋肉が減少するとその許容量も比例して低下**し、余った糖質で体脂肪がつくられやすくなったりもします。このことが、20代を過ぎると太る人が急増する理由です。

もちろん、運動する機会が減る、社会人になってお酒を飲む機会が増えるなどほかにも太りはじめる要素はありますが、20代を過ぎたら、体が変化しているということを自覚して、意識的に階段を使ったり、少し先の駅まで歩いたりという地道な努力が必要になってくるのです。

筋肉は加齢とともに減っていく

これまでと同じように生活していても、加齢とともに筋肉量は減少し、筋力が衰えていきます。健康な人でも、筋肉量は20代ごろをピークに徐々に減り始め、50代以降は急激に減ってしまいます。

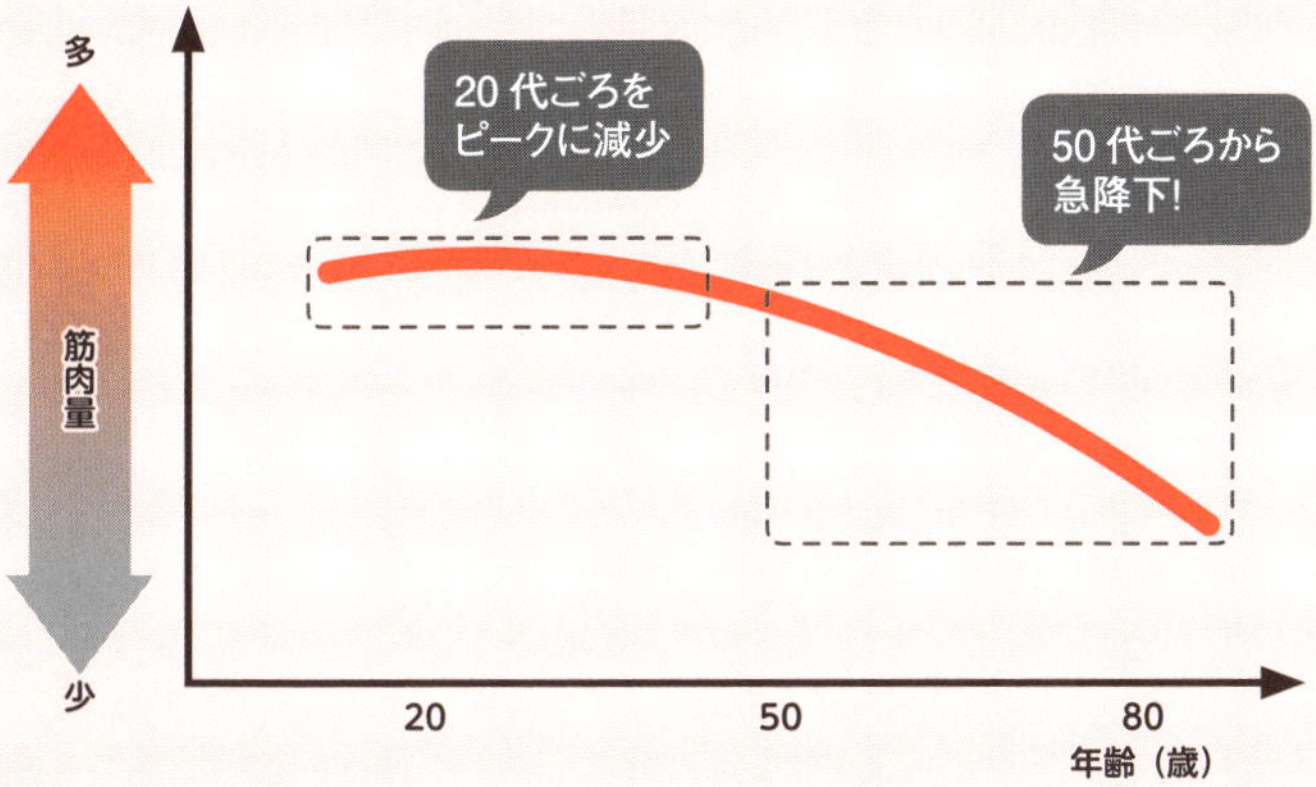

筋肉量が減ってしまう原因は様々

筋肉量が衰えていく原因は加齢によるもの以外にも、若いころよりも運動する機会が少なくなっていることも要因のひとつとして挙げられます。

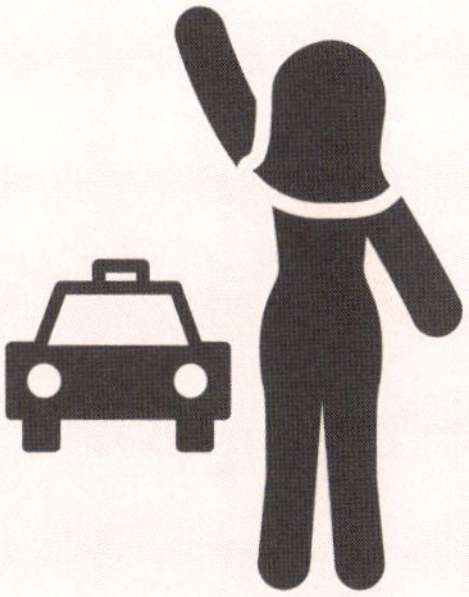

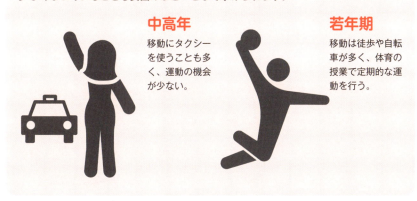

中高年

移動にタクシーを使うことも多く、運動の機会が少ない。

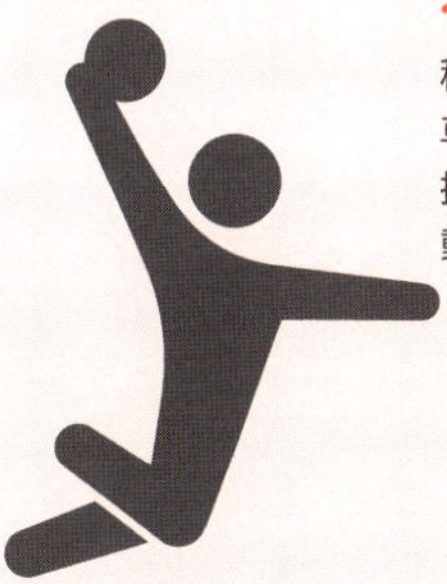

若年期

移動は徒歩や自転車が多く、体育の授業で定期的な運動を行う。

体重が標準なのにきれいに見えないわけ

体脂肪率が高いとメリハリがつきづらい

標準体重なのに、なぜかスタイルがよく見えないと悩んでいたり、もしくは、**昔と現在で体重があまり変わっていないのに、スタイルが悪くなったと感じる方がいたら、それは筋肉量の少なさ、減少が問題の可能性が大きいです。**

すっきりとしたスタイルのよいボディをつくるためには、筋肉が必要。引き締まったヒップラインや、上向きのバストも筋肉がなくてはつくれません。スタイルをよく見せるために必要な正しい姿勢にも筋肉が大切です。せっかくダイエットをしても、筋肉が少なくメリハリのないスタイルになってしまうとしたら、ダイエットをする意味はあるでしょうか。

極端に食事をカットするなどの間違ったダイエットは筋肉量を減らします。**体重を減らすのではなく、体脂肪を減らすことに意識を切り替えて、体をつくるうえで最も重要なたんぱく質は必ず摂取してください。**体脂肪を減らすダイエットは比較的長い時間がかかりますが、リバウンドしにくいという嬉しい利点があります。

体脂肪は、高たんぱくで低カロリーな食事と運動（筋トレ・有酸素運動）で減らすことができます。最近スポーツジムで筋肉量から体脂肪率、内臓脂肪率まで計測できることが一般的になりつつあります。ここで自分に必要なことの指標を出してもらうのも賢い方法です。

同じ身長・同じ体重でも中身が違う

以前と同じ体重でも見た目が全然違うのは、体の筋肉と脂肪の割合が違っているから。脂肪は筋肉よりも体積が多いので、同じ体重でもぼんやりとした印象になってしまうのです。

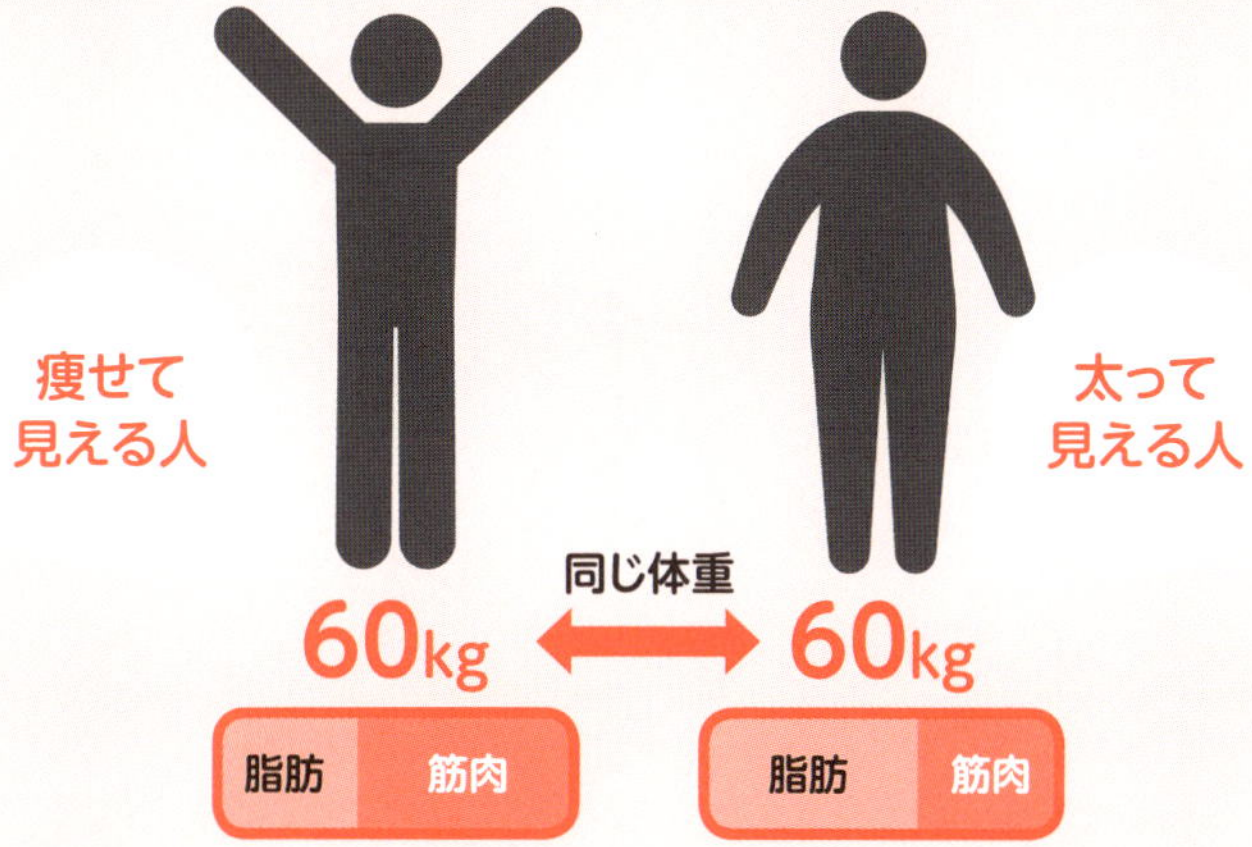

気にするのはBMIよりも体脂肪

外見を左右するのは体重よりも筋肉量や体脂肪率。家庭の体重計でも多少の誤差はありますが、体脂肪や筋肉量を測ることができます。また、継続的に測ることで、長期的な変化傾向を見るのに役立ちます。

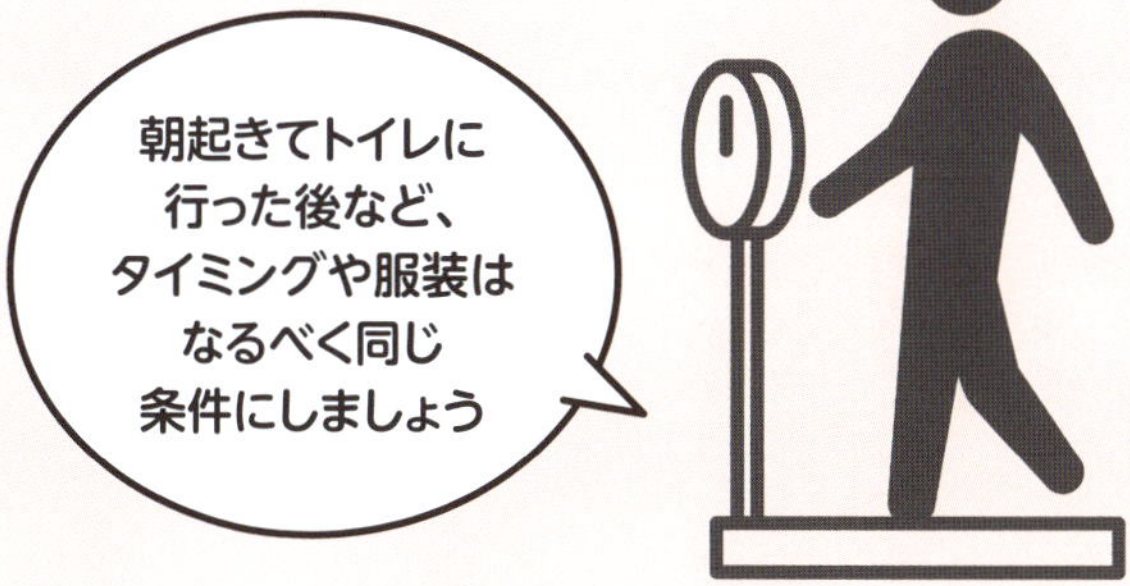
朝起きてトイレに
行った後など、
タイミングや服装は
なるべく同じ
条件にしましょう

筋肉が1kg増えるとかなり痩せて見える

むくみも軽減されてすっきり

筋肉を増やすと聞くだけで「ムキムキになりたくない」「太りたくない」と拒否反応を示す人がいますが、**きれいなボディラインをつくるためには、筋肉の多い、少ないが深く関係してきます**。筋肉1kgの基礎代謝量は13㎉といわれています。つまり筋肉が1kg増えると、自然と代謝が13㎉アップするという計算。しかし、実際に筋肉1kgを増やそうとすると、結構大変な運動や筋トレが必要です。たった13㎉の代謝のためを考えると割に合わないような気がしますが、筋肉が増えることで得られるメリットはそれだけではありません。

下肢に筋肉が1kg増えるだけでかなり引き締まった印象になります。筋肉のラインがきれいに出るため、見た目としては痩せて見えるでしょう。これはP40でも紹介したように、同じ体重でも体型が違う人がいることから実感している人も多いかと思います。

さらに、むくみには筋肉の働きが大きく関わっています。ふくらはぎは「第二の心臓」と呼ばれ、重力に逆らって静脈血を心臓方向へ押し上げる「筋ポンプ作用」（ミルキングアクション）があります。この作用が衰えると血液が心臓に戻りにくくなり、血行が悪くなるためむくみを引き起こします。適度に運動をしたり、ふくらはぎに筋肉をつけることで血流が改善され、むくみにくい体へとつながるのです。

筋肉が 1kg アップするだけで世界が変わる

筋トレなどの運動により、下肢の筋肉が1kgアップした場合、筋肉のラインが出ることで脚がきれいに、細く見えるようになります。

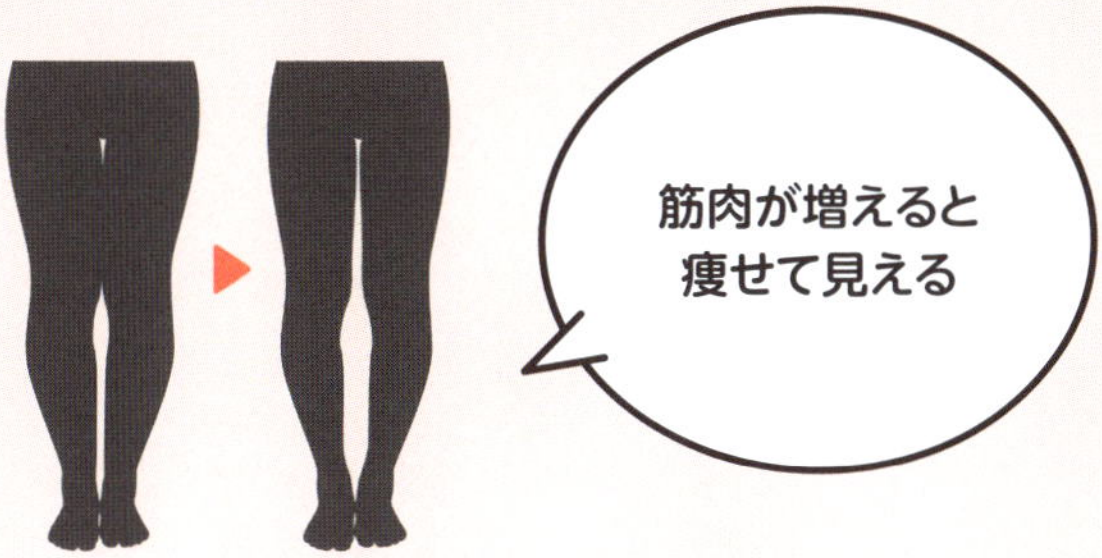
筋肉が増えると
痩せて見える

ふくらはぎの筋肉を鍛えればむくみにくい体になる

筋肉を増やすまではいかなくとも、やはり筋トレや適度な運動、ウォーキングは血流アップに効果的。特に心臓に血液を戻すポンプの役割がある、ふくらはぎの筋肉を鍛えると、冷えやむくみの改善や疲れにくい体づくりにも役立ちます。

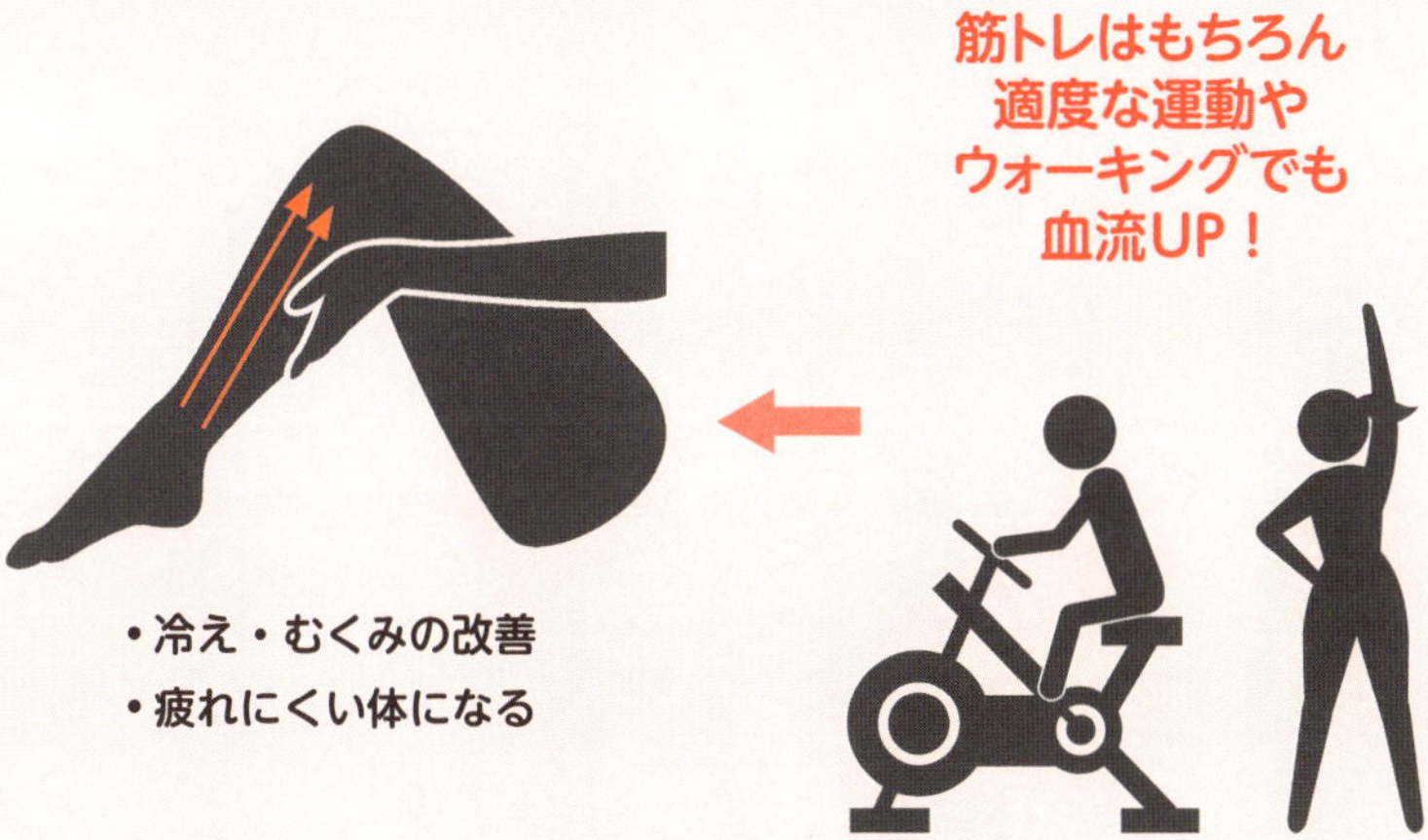
筋トレはもちろん
適度な運動や
ウォーキングでも
血流UP！
・冷え・むくみの改善
・疲れにくい体になる

筋肉量が多ければ多いほど太りにくい理由

筋肉は日々の合成でカロリーを消費する

筋肉は合成と分解を繰り返しながら毎日少しずつつくり変えられています。たとえ**運動をしなくても、筋肉量を維持するために全体量のうち、**約**1・8%が日々生まれ変わります**。そして、**筋肉がつくり変えられるときには、筋肉1kgにつき約541kcalものエネルギーが必要**です。

わかりやすいように、筋肉量の少ない人と多い人を比較してみましょう。筋肉量が少ない人（12kg）の場合、1日に合成される筋肉の量は全体の1・8%なので約0・22kgとなります。筋肉1kgにつき約541kcalが必要なので、0・22kgがつくり変えられるときに必要なエネルギーは約117kcalとなります。同様に筋肉量が多い人（23kg）の場合は、1日に合成される筋肉の量は0・41kg、必要なエネルギーは約224kcalとなります。

エネルギー消費の差は一目瞭然。1日107kcalの差があり、**筋肉量が多い人のほうが少ない人よりも、30日で3210kcalエネルギーを多く使う計算に。体脂肪1kgは7200kcalなので、3ヶ月で1kg以上多く体脂肪を燃やせる**ことになります。

ダイエット中の問題点は、運動なしで炭水化物やたんぱく質を減らした食事制限をすると、必然的に筋肉量が減り、前述した筋肉量の少ない体になること。こうなってしまうと、いくらダイエットを続けても痩せにくいうえ、食事量を戻せば脂肪だけが増えるという悪循環に陥りやすいのです。

筋肉量が増えることでエネルギー消費量もアップ

筋肉の全体量のうち約1.8％が毎日つくり変えられます。筋肉量を維持するために日々合成と分解が繰り返され、1kgの筋肉を維持するために約541㎉のエネルギーが必要になります。

筋肉量の少ない人	筋肉量の多い人

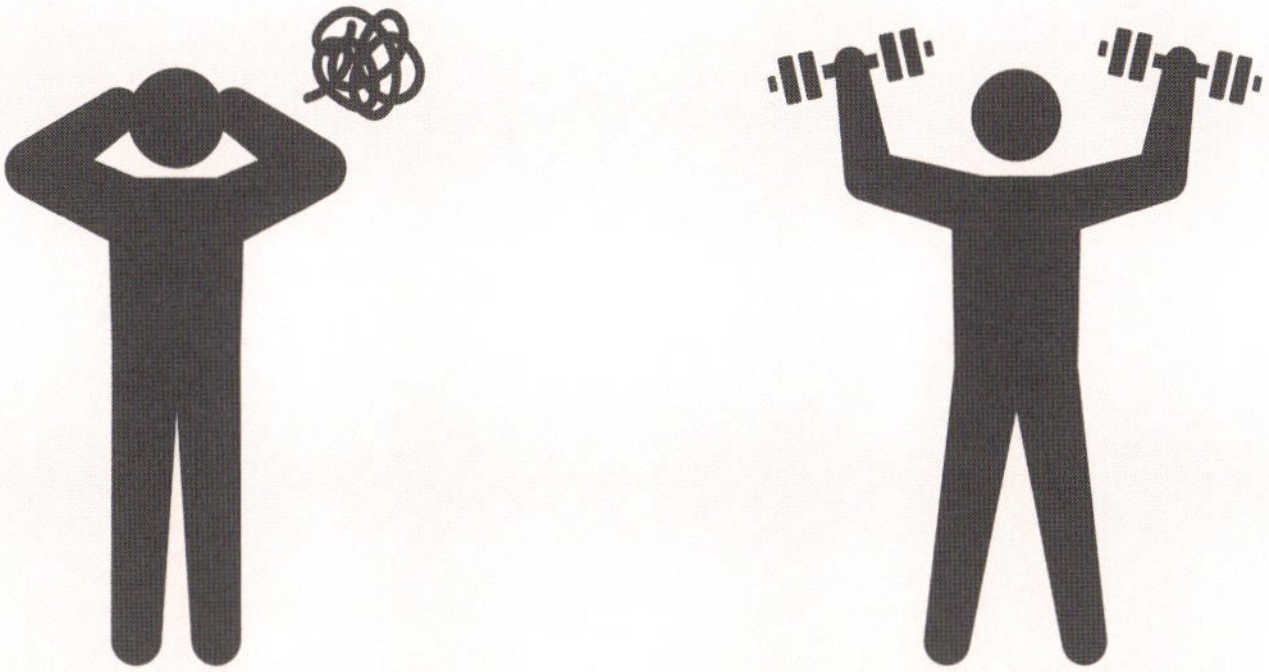

筋肉量の少ない人		筋肉量の多い人
筋肉量 12kg 合成量 0.22kg/日		筋肉量 23kg 合成量 0.41kg/日
117㎉/日	1日 107㎉の差！	約224㎉/日

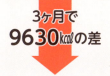

3ヶ月で
9630㎉の差

筋肉量の少ない人よりも 1.3kg 以上多く
体脂肪が燃やせる体になる

1年で換算すると5kg 以上!

消費カロリーのために運動するのは非効率

運動は何のためにするのか？

痩せやすい体づくりを目指すには、食事管理はもちろん、運動を取り入れることをおすすめしています。詳しくはＰ48で紹介しますが、まずは運動の目的を理解しておくと、やる気や継続につながります。

結論からいうと、**運動の目的は目先の消費カロリーを稼ぐためというよりも、筋肉量の増加や維持のために必要です。**例えば、体重50㎏の人が1時間のウォーキングをした場合、１５８㎉程度の消費になり、おにぎり約1個分の運動量となります。これは、**消費カロリーを稼ぐという意味ではあまり利点がなく、この場合、おにぎりを食べるのを我慢したほうが効率がよさそうに感じます。**

短期的に考えると運動にはあまり期待できなそうですが、長期的に見ると様々なメリットが。リバウンドせずに痩せるためには、基礎代謝を上げることが重要です。そして基礎代謝を上げるためには筋肉量を増やすことが有効で、そのためには運動が欠かせません。仮に筋肉量が1㎏増えてもせいぜい13㎉程度の消費が増えるだけですが、その筋肉を維持するためにさらなるエネルギーが必要なので、以前よりも太りにくい体になっていることを実感できるでしょう。さらに、運動をすると脳の神経伝達物質が活性化し、集中力がアップしたり、ストレスが軽減されたり、幸福感が得られるなどの報告もあります。

運動で消費できるカロリー

ウォーキングを１時間頑張ったとしても消費できるカロリーはおにぎり約１個分、ランニング１時間の場合は、パンケーキ約２枚分だけ。

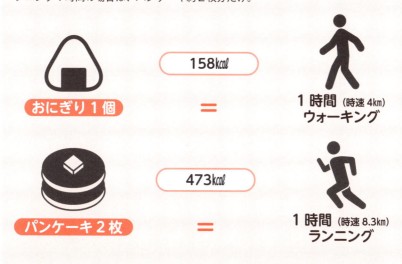

おにぎり１個

158kcal

＝

１時間（時速 4km）
ウォーキング

パンケーキ２枚

473kcal

＝

１時間（時速 8.3km）
ランニング

運動は様々なメリットがある

生活習慣病を予防する

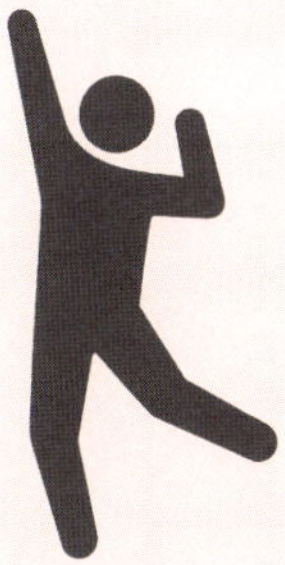

筋肉量の増加や維持

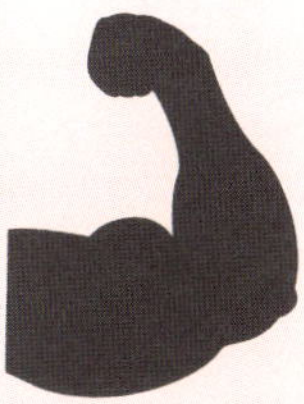

リフレッシュ効果でストレス軽減

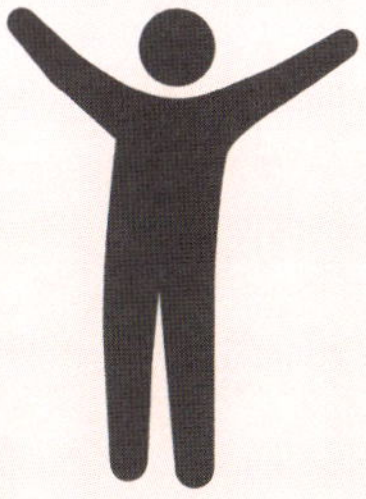

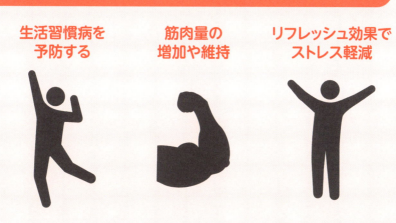

1日に30回の座る→立つで筋肉量が増える

筋肉量を増やすならやはり筋トレが必要

筋肉量を効率的に増やすには、筋肉に負荷をかける「筋トレ」が必須です。筋トレといってもジムに行ったり、マシンを買ったりする必要はありません。ここでは、**仕事や育児などでまとまった時間を取るのが難しいという方でも、毎日の生活に取り入れやすい「イスを使うスクワット」**を紹介します。

このスクワットは、いわゆる筋トレのイメージよりもソフトですが、体の3分の2相当の筋肉が集まる下半身を使う動きなので、一定量を行えば筋肉量を増やす効果があり、基礎代謝アップにつながります。この運動に慣れて楽にスクワットができるようになったら、より筋肉に負荷をかける「イスなしスクワット」にレベルアップしてみてください。ポイントは、下半身に負荷を感じながらゆっくりと動作を繰り返すことです。また、上がる動作よりも下がる動作に時間をかけること。イスに座る動作(下がる動作)にできるだけ時間をかけてみましょう。

スクワットもハードルが高いと感じる人は、1日の活動量を増やすところからスタートするのがおすすめです。通勤の際、エスカレーターをやめて階段を使ったり、一駅分歩いたり、いつもより歩幅を5㎝大きく歩いたりと生活のなかでできる運動を意識的に増やします。大きな筋肉量アップは望めませんが、筋肉量維持は可能になります。

簡単スクワットのやり方

◎イスを使うスクワット

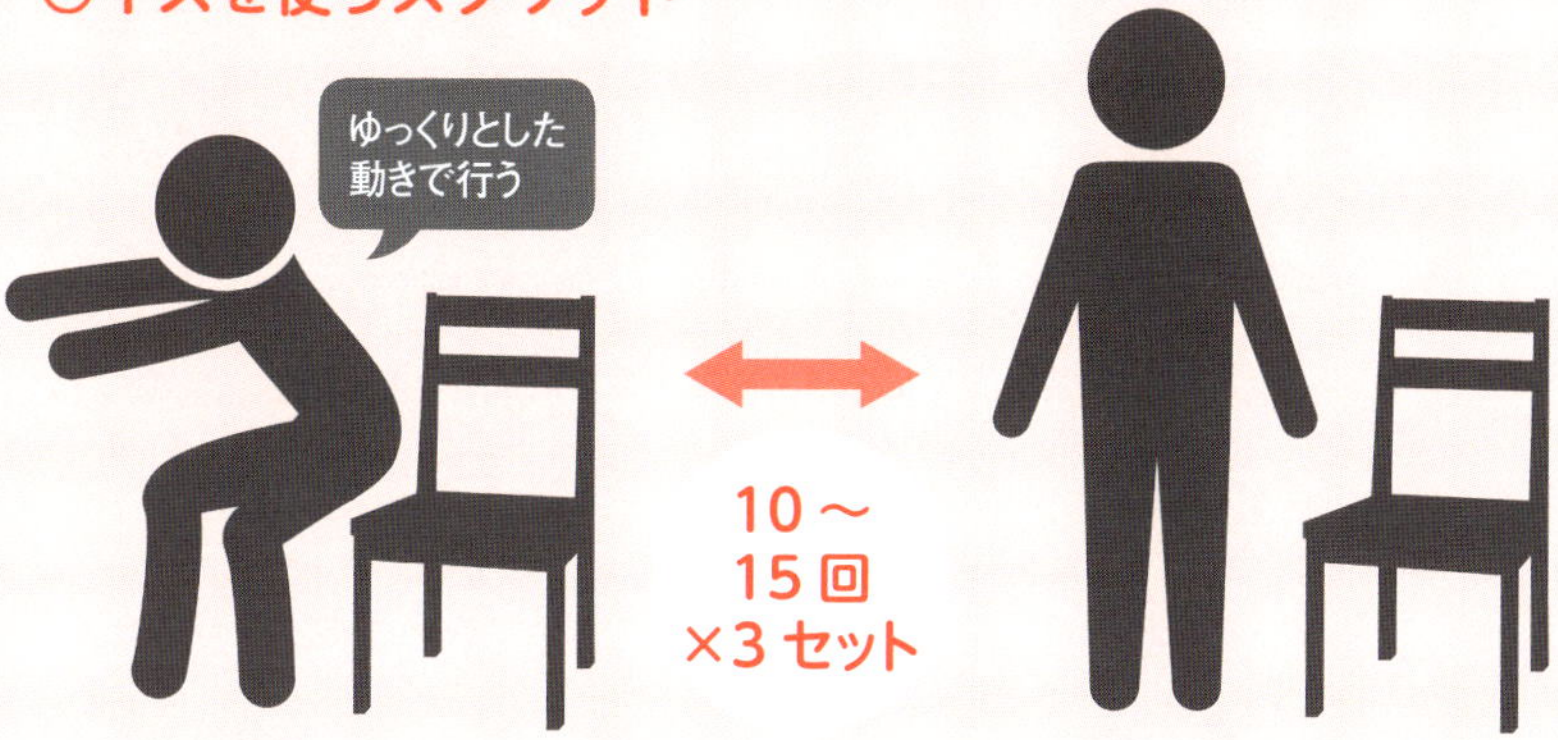

イスの前に立ち、両脚を肩幅程度に開いて立ち、両腕を前方に伸ばす。お尻を突き出しながらゆっくりとイスに座る→立つ→座る動作を10～15回繰り返す。

◎イスなしスクワット

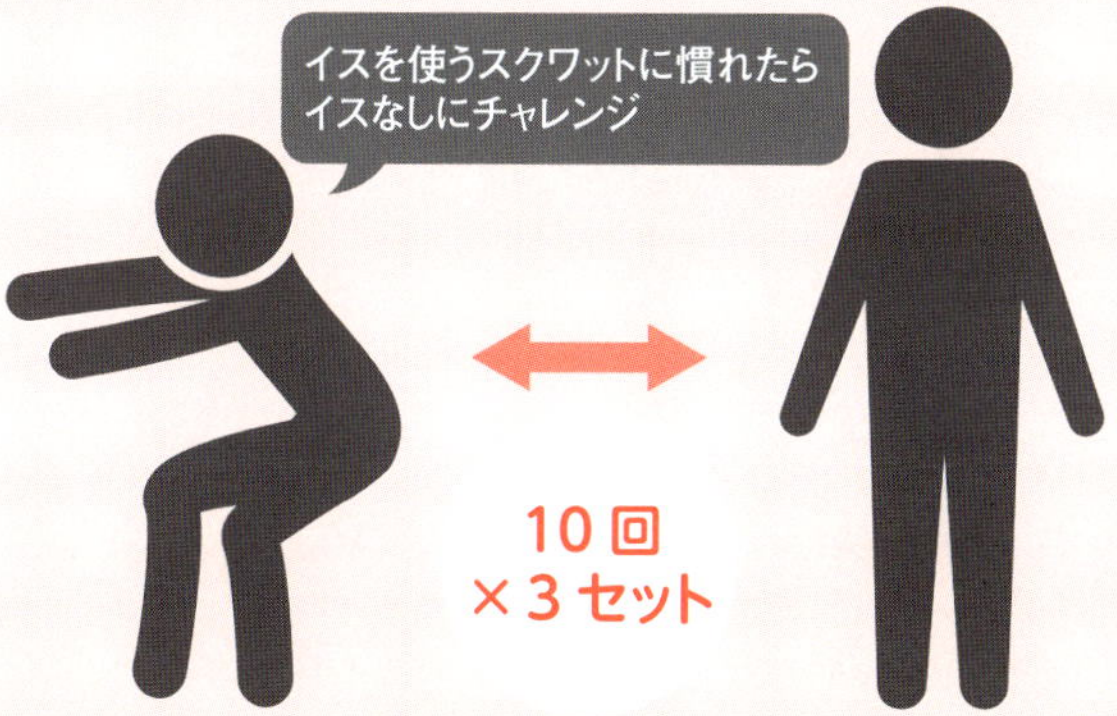
イスを使うスクワットに慣れたら
イスなしにチャレンジ
10回
×3セット

両脚を肩幅程度に開いて立ち、両腕を前方に伸ばす。イスに座るイメージでお尻を突き出しながら腰を落とす。太ももが地面と平行になったらストップし、元の姿勢に戻る。

睡眠時間が短い＝太る

肥満になる確率が70％以上アップ

運動は睡眠の質を上げるというメリットもあります。現在、日本人の約20％が不眠症の症状に悩まされており、厚生労働省の調査によると1日の睡眠時間が6時間未満の割合は39・2％で、睡眠を短時間で済ませる人が年々増えています。

そして、睡眠時間の短縮が肥満の確率を増加させるといいます。**平均睡眠時間が6時間の人は、7時間の人に比べて肥満になる確率が23％高く、さらに5時間の人は50％、4時間以下の人は73％も増加**します。その理由は、睡眠不足はインスリン抵抗性を引き起こし、食後の血糖値コントロールがうまくいかなくなってしまうためです。

また、睡眠不足や睡眠の質の低下によって運動量が減少し、エネルギー消費量が下がることも考えられます。さらには、睡眠不足は食欲を抑える働きのあるホルモン「レプチン」の分泌を低下させ、食欲がわくホルモン「グレリン」の分泌を増やします。つまり、**しっかり睡眠が取れていないとエネルギー消費が下がっているにもかかわらず、食べる量が増え、体重が増加してしまうのです。**

睡眠の質を高め、翌日すっきりと目覚めるためには運動がおすすめです。筋トレの場合は、週1回だけでも効果があることも認められています。ちなみに21時以降の運動は交感神経が刺激され、覚醒度が高まってしまうので、夜に運動をするなら20時ごろまでに済ませるのがベターです。

睡眠時間が短いほど太りやすくなる

7時間睡眠を取っている人に比べ、6時間、5時間、4時間と短くなるほど平均のBMIも高くなっていることが明らかになっています。

肥満と睡眠の関係

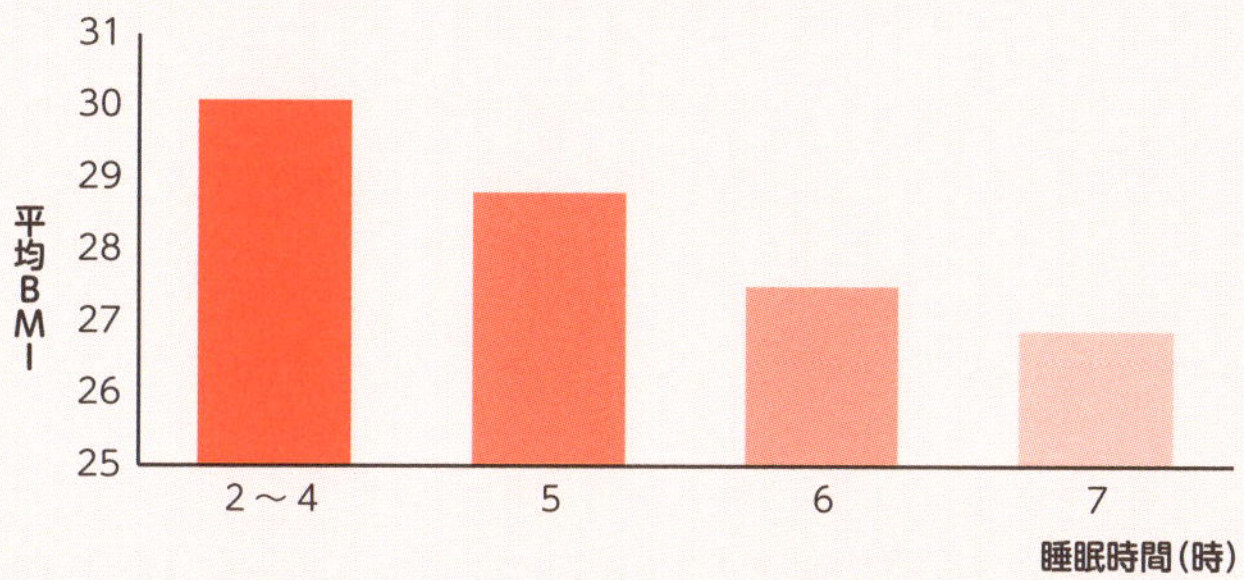

出典：James E.et al.(2005). Sleep, Oct;28(10):1289-96.を参考に作成

適切な時間で質のよい睡眠を取ろう

⊙寝過ぎも体に悪影響を及ぼす？

	適切な睡眠時間
18歳以上	7～9時間
65歳以上	7～8時間

（米国のNational Sleep Foundationが提唱）

国内で10万人ほどの中高年者を対象にした研究では、7時間睡眠を取った群と比較して、睡眠時間が4時間の群と10時間の群は疾患などによる死亡率が増加しました。つまり、睡眠時間が極端に短くても長くても、健康にとってはマイナスの効果があるようです。

⊙質のよい睡眠には運動がおすすめ

有酸素運動（ウォーキングやジョギングなど）や、筋トレは睡眠の質を改善します。筋トレの場合は、運動強度（運動の長さや回数、使用するダンベルの重さなど）が低くても改善効果が認められています。

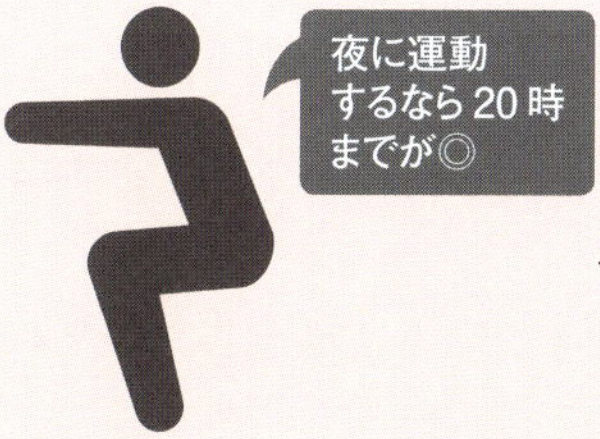

大豆がダイエットに効く理由

成長ホルモンの分泌を活発にするアルギニン

アルギニンは、非必須アミノ酸のひとつですが、体内では合成量が少なく必須アミノ酸と共に食事で積極的に摂取したい栄養素です。

このアルギニンは血管内で一酸化窒素（NO）の生成を促し、動脈をしなやかに拡張してくれるので、動脈硬化や脳梗塞、血圧の安定化に効果があるといわれています。また、成長ホルモンの分泌を活発にすることでも知られています。大人には非必須アミノ酸であるアルギニンも、子どもの成長期には欠かせない必須アミノ酸となるのです。とはいえ大人になってからも重要な役割を果たすことが分かっており、主な働きは、**病気への抵抗力や免疫力を高め、新陳代謝を促すなどの健康効果や、ダイエットに欠かせない脂肪を燃焼させる力を高めることが挙げられます。**

アルギニンが多く含まれる食品は、大豆製品や魚介類、肉類などですが、ダイエットの観点から見ると脂質の少ない大豆製品がおすすめ。また、アルギニンの摂取と共に成長ホルモンの分泌を促すのが質のよい睡眠。22～26時の間に成長ホルモンが最も多く分泌するといわれ、このゴールデンタイムの睡眠こそがダイエットに有効で推奨されている所以でもあります。しかし、睡眠を十分に取っても成長ホルモンは加齢と共にどんどん分泌量が減るので、特に意識してアルギニンを摂取することが必要になってきます。

大豆がダイエットにおすすめな理由

低脂質・低カロリーなものが多い

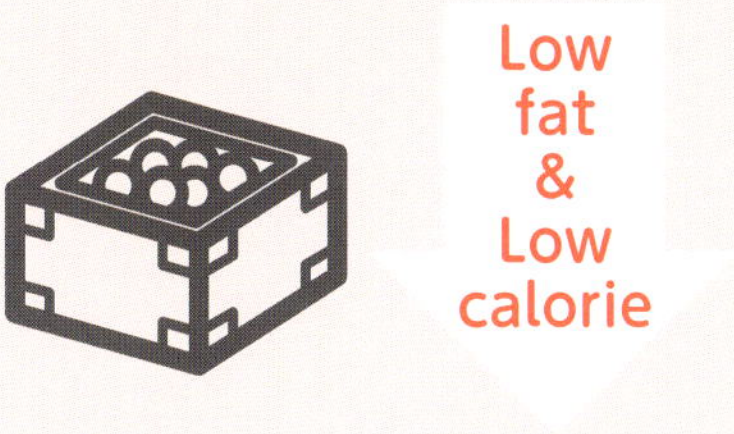

動物性のたんぱく質と比べ、低脂質、低カロリーのものが多いので、多めに食べても太りにくいというメリットがあります。

アルギニンが豊富

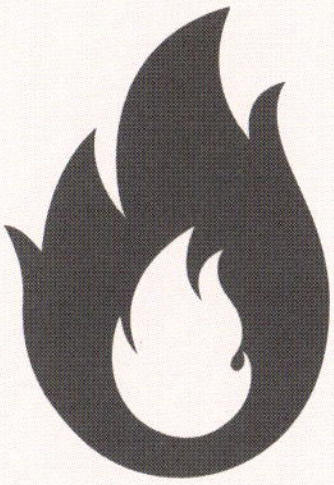

大豆製品には、脂肪の分解に関連するホルモンの分泌を高める働きを持つアルギニンが含まれています。

アルギニンが豊富に含まれている大豆製品

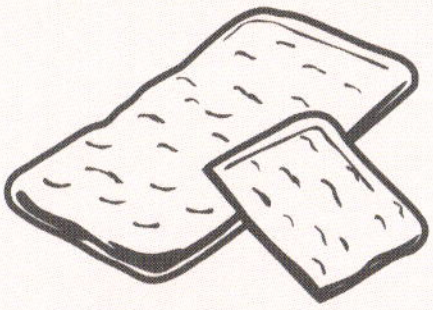

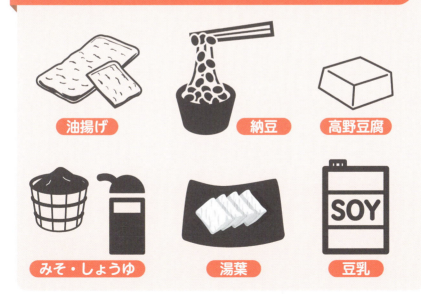

油揚げ

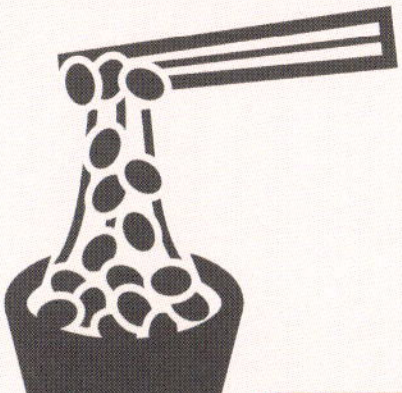

納豆

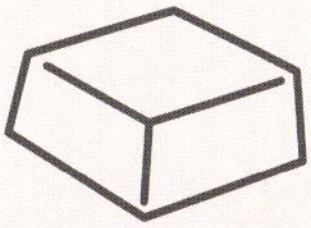

高野豆腐

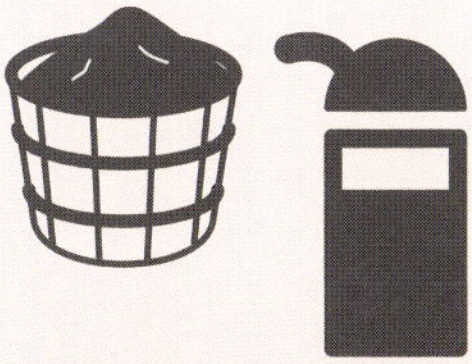

みそ・しょうゆ

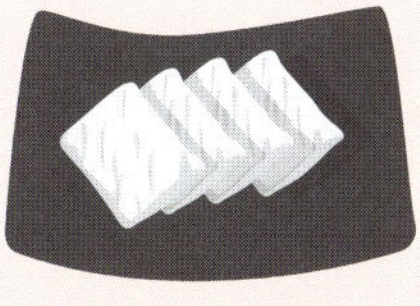

湯葉

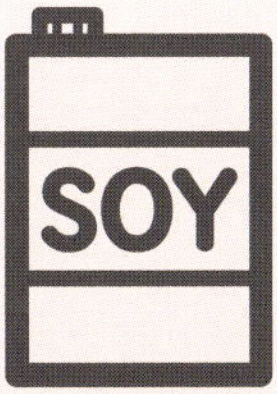

豆乳

肌のハリやツヤが欲しければ化粧水よりたんぱく質

肌をつくるもととなるたんぱく質

たんぱく質は筋肉はもちろん、肌や髪、爪をつくるなど美容のためにも欠かせない栄養素です。例えば、お肌にハリやツヤが足りないと感じたら、いつもより高い化粧水や高機能の美容液の購入を検討するのもよいですが、まずは自分の食事を思い返し、必要な栄養素をしっかり摂れているか考えてみることも必要です。美肌に効果的な栄養素というと、ビタミンCやビタミンB群が挙げられます。しかし、**肝心の肌をつくる材料となるものはたんぱく質のみ**です。

体内でいろいろな役割を果たしているたんぱく質ですが、腸で消化されたアミノ酸は血液にのって肝臓へ運ばれます。その観点で考えると、アミノ酸はまず先に内臓と血液に届き、次に体の各組織に運ばれ、筋肉や骨、皮膚や髪をつくるのに使われます。このことからも、**肌が荒れたり、髪が細くなったり、爪が割れやすくなったりなどの症状が現れたら、たんぱく質不足**を疑ってもいいかもしれません。特にダイエットのために食事制限をしている人はたんぱく質が不足しがち。さらに、定期的に運動をしている人は普通の人よりも多くの摂取量が必要になります。きれいになるためにダイエットをしているのに、肌がシワシワになったり、以前よりも老け込んでしまったら意味がありません。毎食の摂取量を目安にきちんと摂り、健康な肌や髪を守りましょう。

たんぱく質が優先して使われるところ

たんぱく質は消化されたあと、まずは内臓や血液に届き、その後骨や筋肉、皮膚、髪などをつくるために使われていきます。

◎内臓・血液

◎各組織

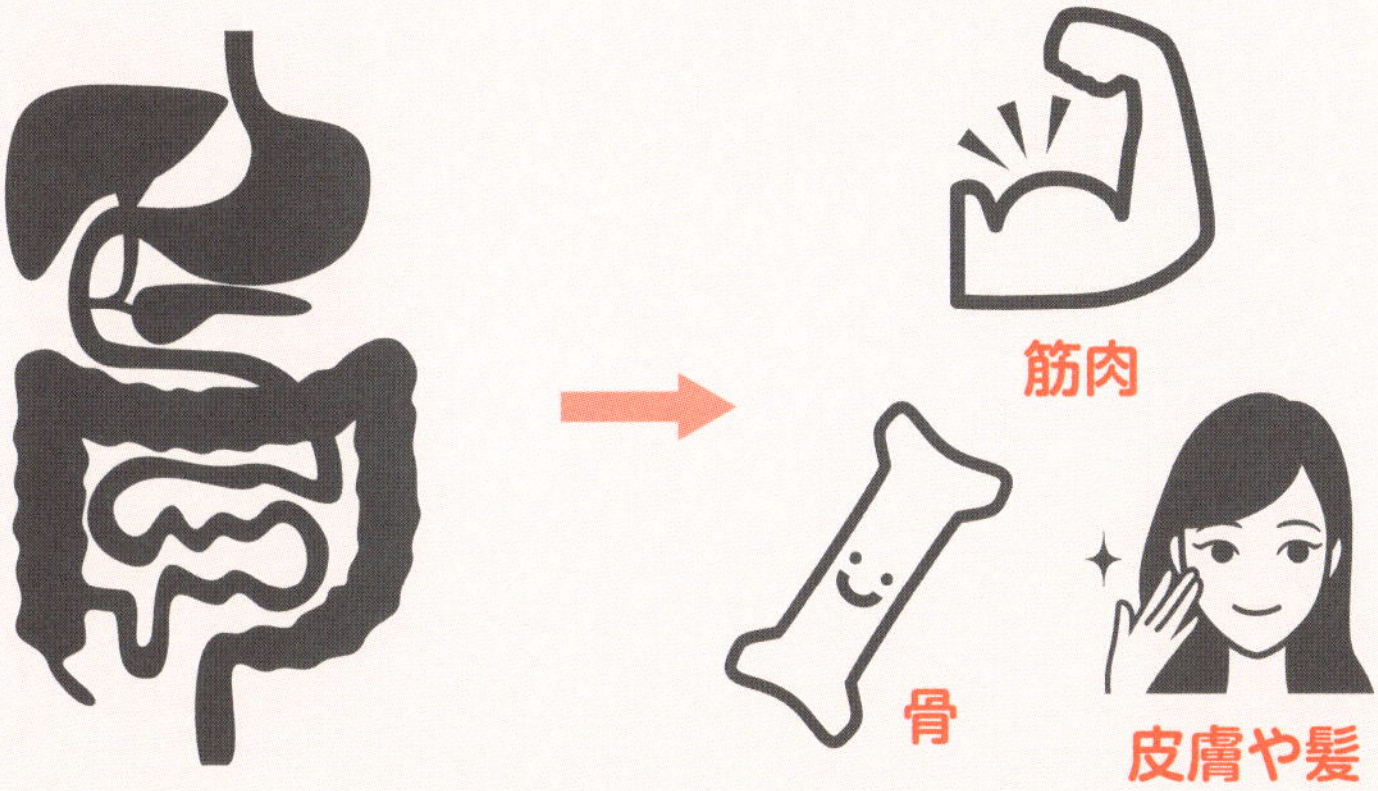

高価な化粧品やエステの前に食べ物の見直しを

いくら体の外側から働きかけても、体の中に十分な材料がなければ効果も半減してしまいます。

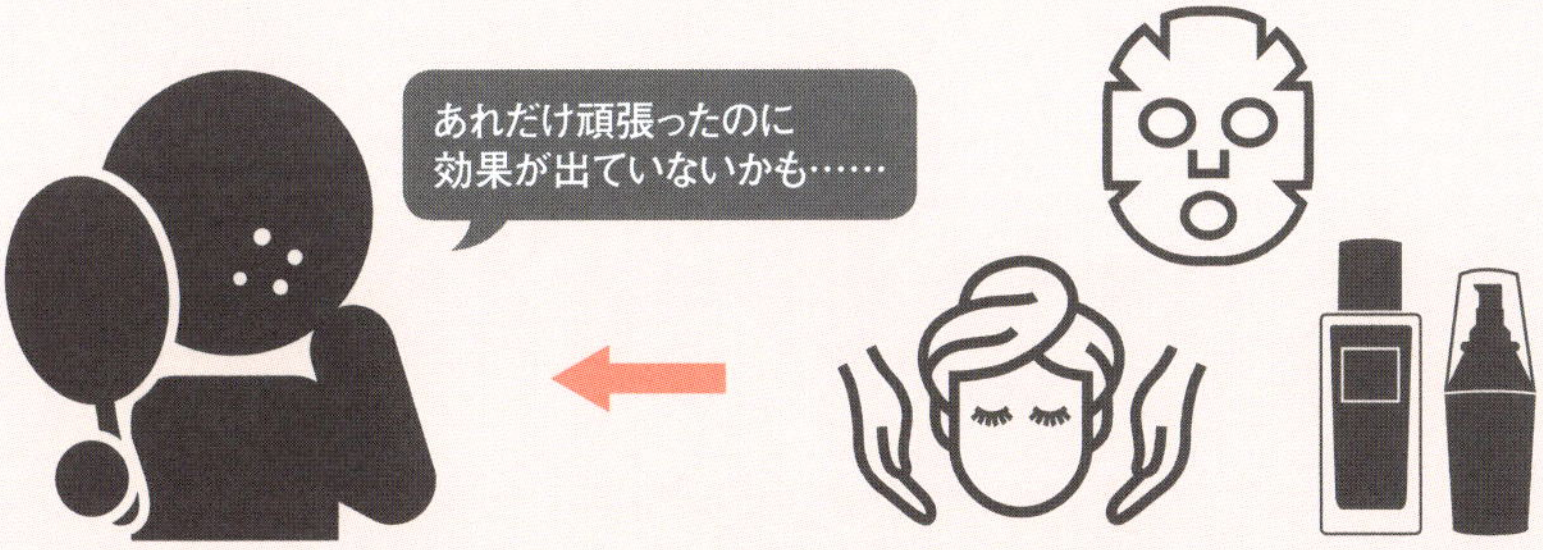

プルプルコラーゲンも実はたんぱく質だった

そのまま食べてもあまり意味がない

フカヒレや豚足、手羽先などコラーゲン豊富な食材はいかにも肌によさそうなイメージですが、コラーゲンがたんぱく質でできていることを知っていますか？　ヒトの肌は一番外側の「表皮」、表皮の下にある「真皮」、最も内側の「皮下組織」と複数の層が重なり合ってできています。

皮膚のハリや弾力を生み出しているのは、真皮にあるコラーゲン（膠原線維《こうげんせんい》）とエラスチン（弾力線維）で、どちらもたんぱく質で構成されています。繊維のほとんどを占めるコラーゲンは真皮層に網目状に張り巡らされており、エラスチンはこのコラーゲンの網目部分をつなぎ留める役割を担っているのです。

加齢によって肌が衰えるのは、このコラーゲンやエラスチンが破壊されて弾力を失うため。また、たんぱく質不足が乾燥やシワ、たるみなどの老化現象を引き起こしてしまう一因にもなります。

コラーゲンが豊富な食材はそのまま肌のコラーゲンも生成してくれそうな気がしますが、あまり有益な研究結果が出ていないのも事実。肌のためには、**コラーゲンの材料である良質なたんぱく質を摂るほうが効果的**です。そして、たんぱく質からコラーゲンを生成する際に欠かせないのがビタミンCと鉄。この3つを一緒に摂ることが重要なので、おいしく食べられる組み合わせを覚えて、積極的に食べて美肌を目指しましょう。

皮膚の構造

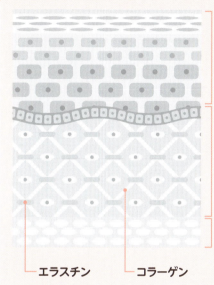

表皮
最も外気に近い部分で、肌のバリア機能を担っている。加齢に伴い分厚くなる。

真皮
繊維と基質成分によって構成されている。肌のハリと弾力を生み出している繊維の大半はコラーゲンで、残りがエラスチン。

皮下組織
３層構造の最も内側にある組織。肌に栄養を届けたり、老廃物を運び出したりする。

コラーゲンを生成するために必要な栄養

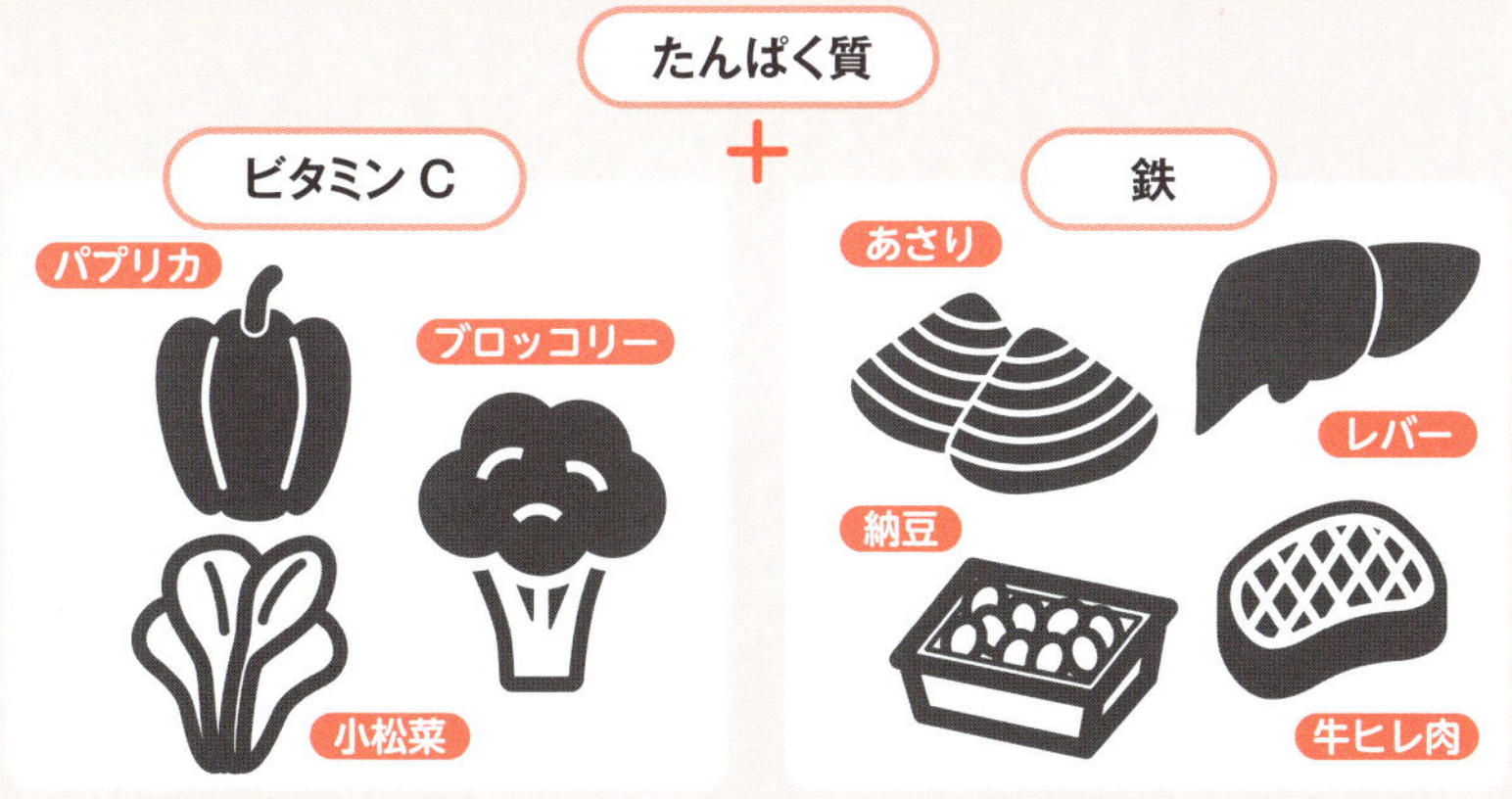

その貧血の原因はたんぱく質不足!?

赤血球の主要構成物質はたんぱく質だった

顔色が悪くめまいがする、と聞くと真っ先に「貧血」というワードが思い浮かびますが、これにもたんぱく質が関係しているかもしれないということは意外と知られていない話です。

貧血の大半は「鉄欠乏性貧血」で、これは血液中の赤血球が少なくなるため、酸素を運搬する能力が低下する病気です。生理で鉄を失うことが多い女性に多く、日本人女性の約20％が貧血であるといわれています。**貧血になると体中の組織で酸素不足が起こり、疲れやすくなったり、食欲がなくなったり、イライラするなどの症状が現れます。**

赤血球の主要構成物質であるヘモグロビンは、血中で酸素を全身に運んでくれる重要な役割を担っています。ヘモグロビンとは、ヘム（鉄）とグロビン（たんぱく質）の複合体でヘム蛋白《たんぱく》という名前があるように、たんぱく質そのもののこと。なので、**たんぱく質が不足すると必然的に赤血球をつくることができず、貧血になるということもあるのです。**

もちろん貧血を引き起こすのはたんぱく質の不足だけではありません。鉄、ビタミンB_{12}、葉酸などの不足や胃潰瘍、胃がんなどの消化器系の病気、腎機能の低下によるものなど様々なケースが考えられます。バランスのよい食事をしっかりと摂っていても貧血が続くような場合は、病院で受診することも必要です。

ほっておくと実は怖い貧血

自覚症状が少ない貧血ですが、下記のような症状が見られたら、もしかしたら貧血かもしれません。治療せずに放置していると、子宮筋腫などの女性特有の病気や、胃潰瘍、肝硬変などの病気の原因にもなります。

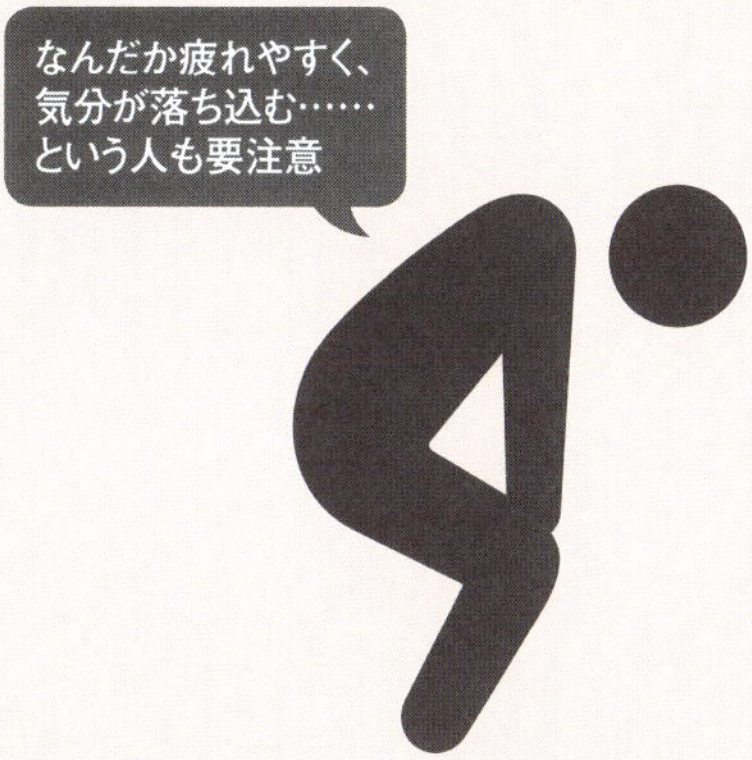
なんだか疲れやすく、
気分が落ち込む……
という人も要注意

主な症状

- 疲れやすい・だるい
- うつ気味
- 階段を登るのがつらい
- 顔色が悪い
- 頭の働きが鈍くなる
- 動悸・息切れ
- 立ちくらみ・めまい
- 手足の冷え
- 爪がもろい

ヘモグロビンもたんぱく質によってつくられる

血液中の細胞のほとんどは赤血球で、赤血球中にある色素成分ヘモグロビンは酸素を体内の組織に運ぶ働きを担っています。ヘモグロビンが不足すると、酸素が十分に運べないため貧血状態になります。

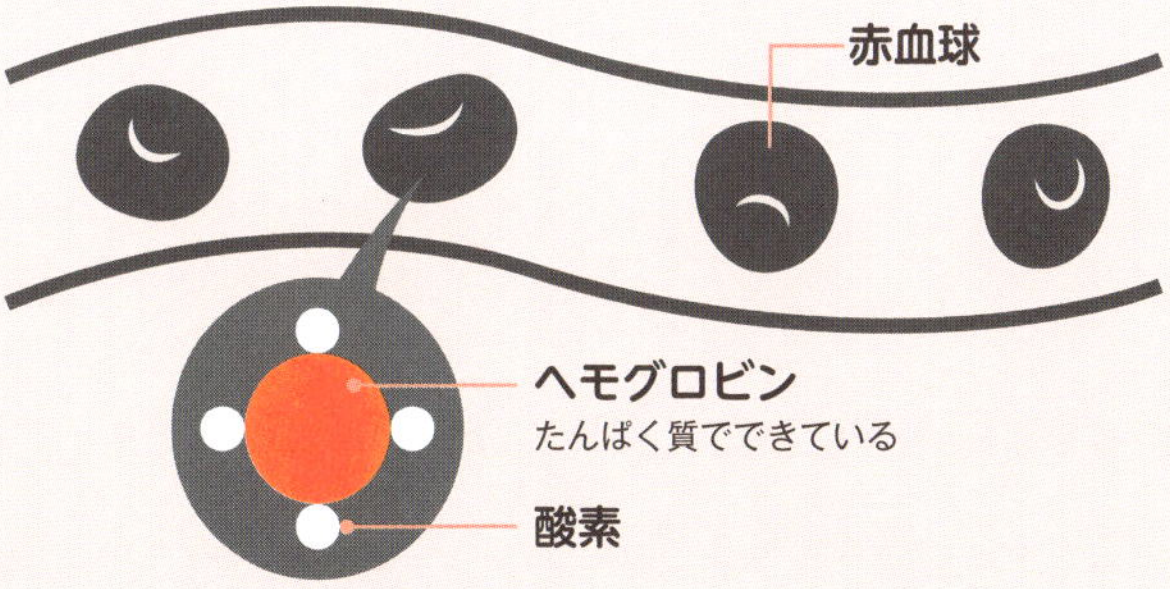

一生歩きたいならたんぱく質を食べるべき

たんぱく質不足が命取りになりかねない

中高年になると健康のため、体の筋力の衰え防止のためにとウォーキングなどの運動を始める方も多いと思いますが、毎食一定量のたんぱく質の摂取が前提です。もし朝食を抜いたり、たんぱく質を摂取せずにウォーキングしている方がいたら、とても危険です。本来、筋肉に届くはずの栄養がエネルギーとして使われてしまい、ますます筋肉が減少してしまうのです。

たんぱく質の摂取量が高齢になってから特に重要なことがわかるデータがあります。米国で2000人を超える70~79歳の高齢者を対象にして行った3年間の追跡調査データでは、大多数の高齢者は**3年間で著しく除脂肪量（主に筋肉量として認識されています）が減少してしまいました**が、**一部の高齢者では、減少率がゆるやかでした。この対象者の食生活の詳細な調査で、筋肉の減少率が少ないのは、たんぱく質を最も多く摂取していた高齢者のグループ**で、1日の総たんぱく質摂取量の平均が1・1g／kg体重。一方、たんぱく質摂取量が最も少なかったグループは1日の総たんぱく質摂取量の平均が0・7g／kg体重。**その筋肉量を比較すると約40%もの差があった**ことがわかりました。このわずかな摂取量の差で、筋肉が減少する速度が速まるなんて、考えてもみなかったのではないでしょうか。それほど、毎食のたんぱく質の摂取量は大切なのです。

たんぱく質不足に陥らないようにしよう

健康のためにウォーキングやスポーツをすることはおすすめですが、毎食のたんぱく質摂取も筋力維持のために欠かせない条件です。

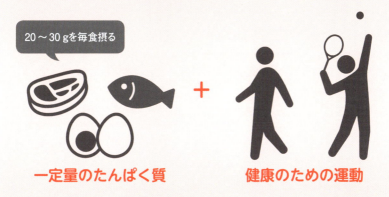

一定量のたんぱく質　**健康のための運動**

食生活でしっかりたんぱく質を摂れているかを見直そう

たんぱく質の摂取量の平均が最も少なかったグループに対し、多かったグループは筋肉の減少が約40%も抑えられていました。

たんぱく質の摂取量と除脂肪量の減少の比較

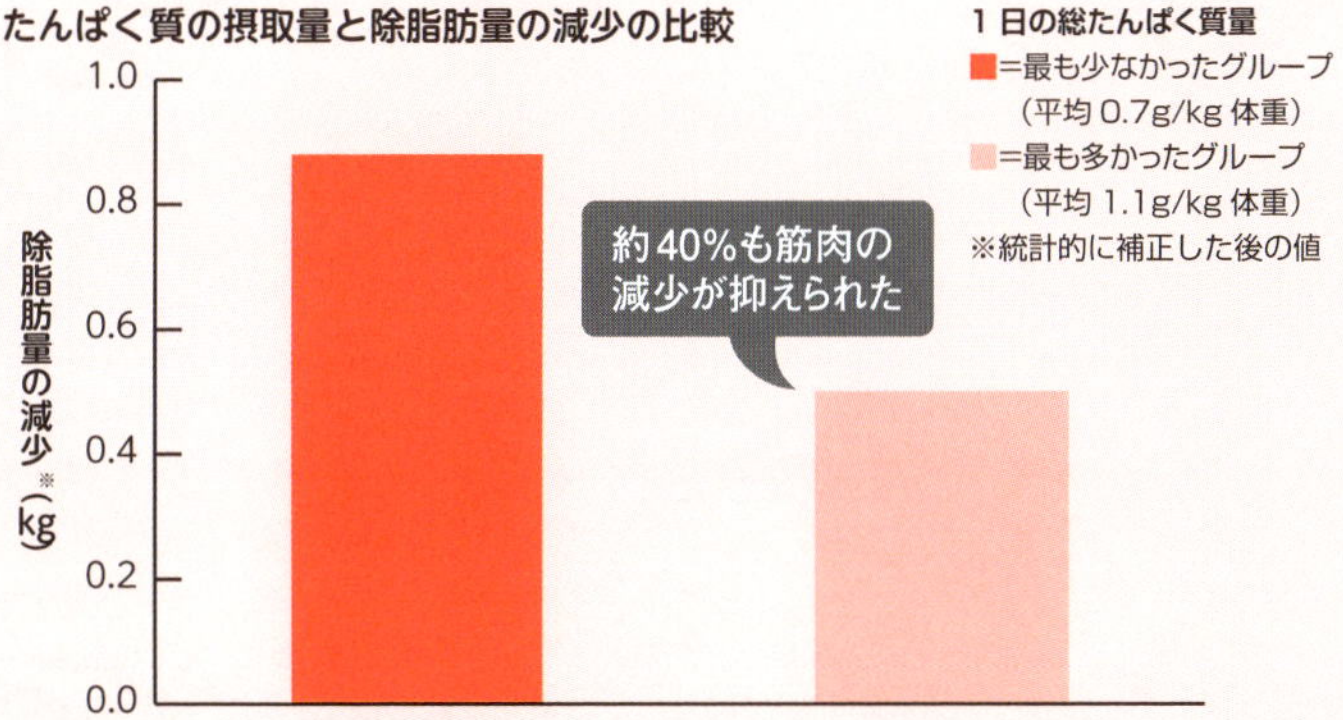

※一般的には筋肉量の指標として考えられています。
Houston, DK et al. Am. J. Clin. Nutr. 87:150-155, 2008.をもとに作成

quiz

より筋肉がついて痩せるのはどっち？②

Ⓐ ギリシャヨーグルト　VS　Ⓑ 成分無調整豆乳

Answer Ⓐ

ギリシャヨーグルトは、動物性のたんぱく質が豊富で100gあたり10g前後。一方、無調整豆乳のたんぱく質は植物性たんぱく質が100g当たり約3.6gほど。植物性よりも動物性のたんぱく質が筋肉がつきやすく、痩せやすい体に。

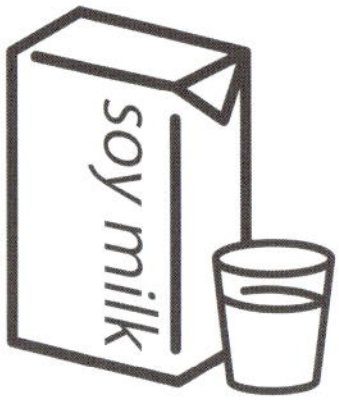

Ⓐ ご飯・みそ汁・納豆　VS　Ⓑ ベーコンエッグ・トースト・牛乳

Answer Ⓑ

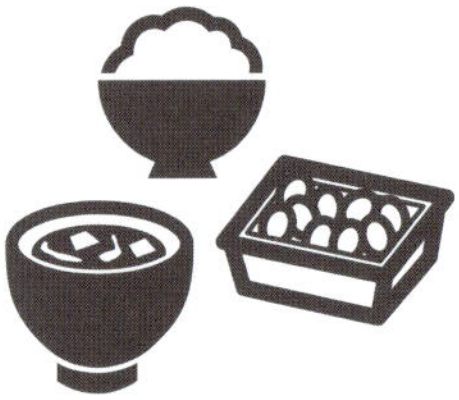

Ⓑの洋風メニューは腹持ちがよく、筋肉がつきやすい動物性たんぱく質が豊富に摂取できます。ヘルシーで脂質が低いⒶの和食は少々たんぱく質が不足するため、和朝食の場合は、卵やチーズを組み合わせると◎。

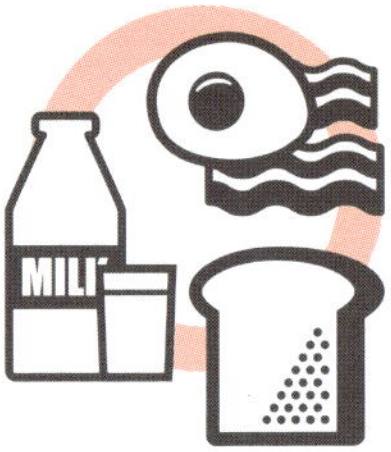

Ⓐ ピザトースト　VS　Ⓑ パンケーキ

Answer Ⓐ

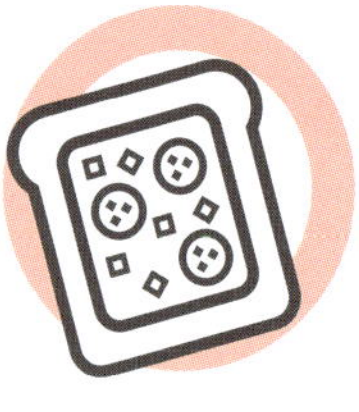

どちらも高カロリーな朝食ですが、たんぱく質を多く摂取できるのはⒶのピザトースト。チーズやハムなどの良質なたんぱく質が摂れます。Ⓑは卵や牛乳などを使っていますが、薄力粉に混ぜているだけなので、たんぱく質の摂取量は少なくなります。

第3章

毎日の食事に
たんぱく質を取り入れる極意

たんぱく質の必要量は一人ひとり違う！

体重1kgあたり0・9gを目安に

私たちは1日にどれくらいの量のたんぱく質を摂取したらよいのでしょうか。厚生労働省が策定する「日本人の食事摂取基準（2015年版）」によると、**1日のたんぱく質の推奨量は18歳以上の男性で60g、女性で50gとなっています**。

しかし、この数値は多くの人の平均から算出される標準値。厳密にいえば、その人に必要なたんぱく質の量は、身体活動レベルや体の大きさによって一人ひとり異なります。主にデスクワークや家事をこなし、通勤や買い物、時々軽い運動などを行う**身体活動レベルが「普通」の人の場合、1日に必要なたんぱく質の量は体重1kgあたり約0・9g**。体重60kgの人なら、1日54gを目安に摂取すればよいということになります。

一方で、妊娠・授乳期の女性や体の大きな人、体を動かす仕事に携わる**身体活動レベルが「高い」の人では、より多くのたんぱく質が必要**とされます。なかでも頻繁に筋トレを行う人や、活発な運動習慣のある人では、体重1kgあたり最大1・6gのたんぱく質摂取が理想的といわれます。さらに高齢者も必要摂取量が多く、1・06gです。

筋肉をはじめ、血管や臓器、骨や皮膚、髪の毛、ホルモンなど、体を構成するあらゆる組織の材料として不可欠なたんぱく質。自分の身体活動レベルや体格に見合ったたんぱく質の量を知り、適切に摂取することが大切なのです。

自分に必要なたんぱく質量は?

基準

男性　1日
60g

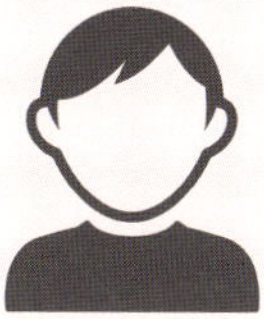

女性　1日
50g

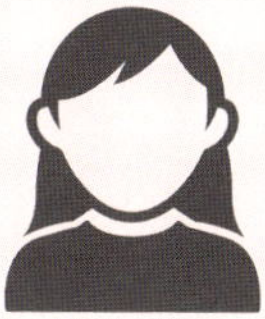

⦿身体活動レベルが「普通」の人の場合[※1]

体重				1日に必要なたんぱく質量
□ kg	×	0.9 g	=	□ g

※1　身体活動レベルが普通とは、座位中心の仕事だが、通勤や買い物などの移動や家事労働等で1日合計2時間、仕事中の職場内の移動で合計３０分程度を費やしている状態などを指す。

⦿運動や筋トレをする人の場合

体重				1日に必要なたんぱく質量
□ kg	×	1.6[※2] g	=	□ g

※2　活動量により1.0〜2.2gの幅がある。

⦿高齢者の場合[※3]

体重				1日に必要なたんぱく質量
□ kg	×	1.06 g	=	□ g

※3　70歳以上の高齢者の推奨。

たんぱく質は手のひらのサイズで量れる

肉や魚なら手のひらあたり20g

1日に必要なたんぱく質の量は標準で50〜60g、多い人で90g程度になります。1食にすると20〜30g。この必要量を満たすには、どんな食品にどれくらいの量のたんぱく質が含まれているかを知っておく必要があるでしょう。とはいえ、食事のたびに食べ物すべてのたんぱく質量を計算することは不可能。そこで**把握しておきたいのが、食品1人分の分量と、そこに含まれるたんぱく質の量です**。この数値をざっくりとでも頭に入れておくことで、たんぱく質が足りているかどうか、献立を考える際の目安にすることができるのです。

例えば、**Sサイズ（50g）の鶏卵1個、コップ1杯（200ml）の牛乳、小鉢一皿分（100g）の豆腐には、それぞれ6〜7g、ヒレステーキ1枚（100g）では約20g**のたんぱく質が含まれています。

このように、普段よく食べる食材については、1人前あたりのたんぱく質量をあらかじめ頭に入れておくと便利でしょう。一方で、調理されたりカットされている肉や魚の場合に基準となるのが、自分の手のひら。トータルで手のひらと同じサイズになるのであれば重量は約100g、含まれるたんぱく質は約20gと推測できます。

必要なたんぱく質が摂れているかどうかを大まかにでも把握し、足りない場合は適宜補う習慣をつけることが大切です。

目分量でわかるたんぱく質量

毎日摂りたいのは、肉類、魚介類、卵、牛乳・乳製品、大豆・大豆製品の五大食品群。
これらの食品にどのくらいのたんぱく質が入っているかを覚えておくと便利です。

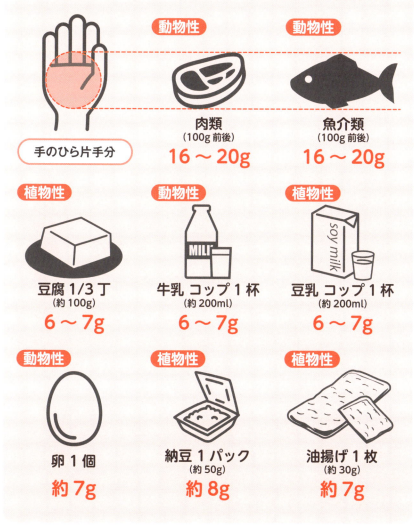

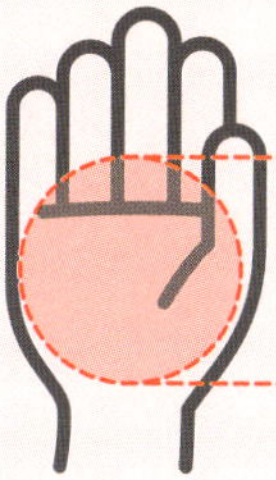

手のひら片手分

動物性

肉類
(100g 前後)
16 ～ 20g

動物性

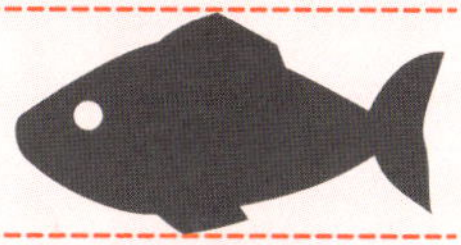

魚介類
(100g 前後)
16 ～ 20g

植物性

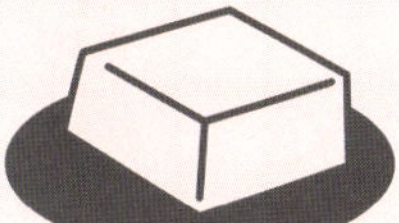

豆腐 1/3 丁
(約 100g)
6 ～ 7g

動物性

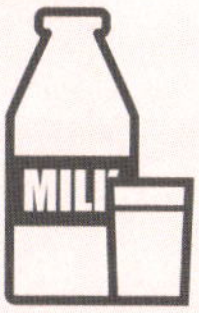

牛乳 コップ 1 杯
(約 200ml)
6 ～ 7g

植物性

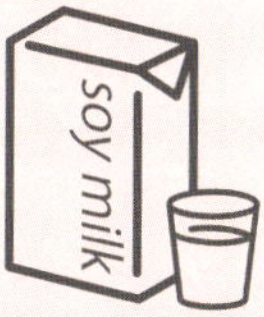

豆乳 コップ 1 杯
(約 200ml)
6 ～ 7g

動物性

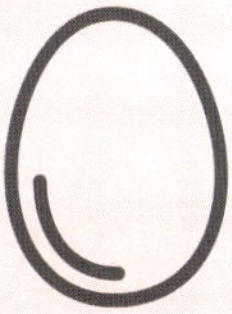

卵 1 個
約 7g

植物性

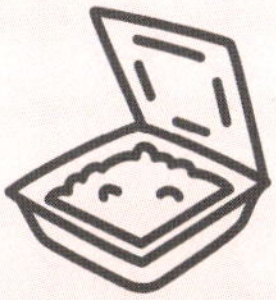

納豆 1 パック
(約 50g)
約 8g

植物性

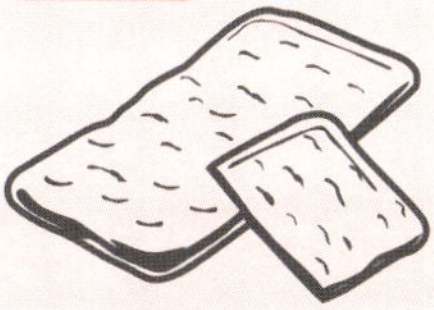

油揚げ 1 枚
(約 30g)
約 7g

1食の摂取量は多過ぎも少な過ぎもNG!

1食あたり20~30gを守る

1日に必要なたんぱく質は、3回の食事からまんべんなく摂取するのが正解。特に筋肉をつけたい場合は、1食あたりの摂取量に気を配る必要があります。身体活動レベルが高い人で、体重1kgあたり1・6gのたんぱく質量で換算すると体重60kgの人で1日96g、1食あたり32gが目標です。

1食あたりのたんぱく質の摂取量は、多過ぎても少な過ぎてもいけません。例えば、1日96gを1食でまとめて摂ろうと思っても、量が多過ぎて現実的でないうえ、体内では利用しきれず、余剰分は排出されることになってしまいます。逆に、20gに満たない少量を小分けにして摂っても、あまり意味がありません。筋肉の合成はたんぱく質を摂取し、アミノ酸の血中濃度が上がることで始まります。ところが、たんぱく質の摂取量が十分でないとアミノ酸の血中濃度が上がらず、結果として、筋合成のスイッチがオンにならないのです。それどころか、たんぱく質不足により筋肉の分解が始まってしまうのです。

アミノ酸の血中濃度を維持するには、1日3回の食事ごとに20~30gのたんぱく質をまとめて摂ることが重要。それには、肉や魚を中心とした献立づくりが効率的です。肉の赤身100gで摂取できるたんぱく質は約20g。これに副菜や乳製品を補うことで、筋合成に必要なたんぱく質は十分に摂取できるといえます。

たんぱく質はまとめて摂ってもOK？

仮に1日に必要なたんぱく質量60ｇを一度に摂るとしたらヒレステーキを約300g食べる必要があり、あまり現実的ではありません。さらに空腹時には筋肉のたんぱく質の分解が高まるため、筋肉の減少につながりやすくなります。

Good

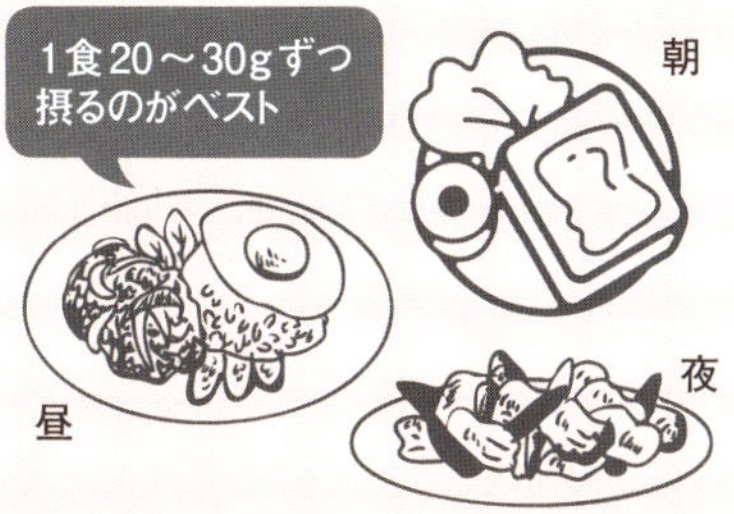

NG ✕

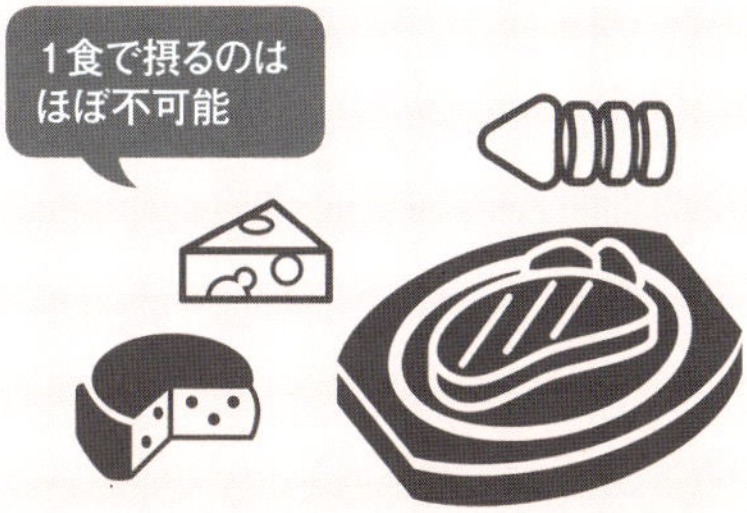

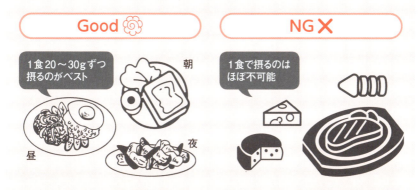

少量を小分けにして摂るのもイマイチ

一度に摂るたんぱく質の量が少な過ぎると筋肉の合成スイッチが働かないため、こまめに摂取するのではなく20～30gのたんぱく質を食事ごとに摂取するようにしましょう。

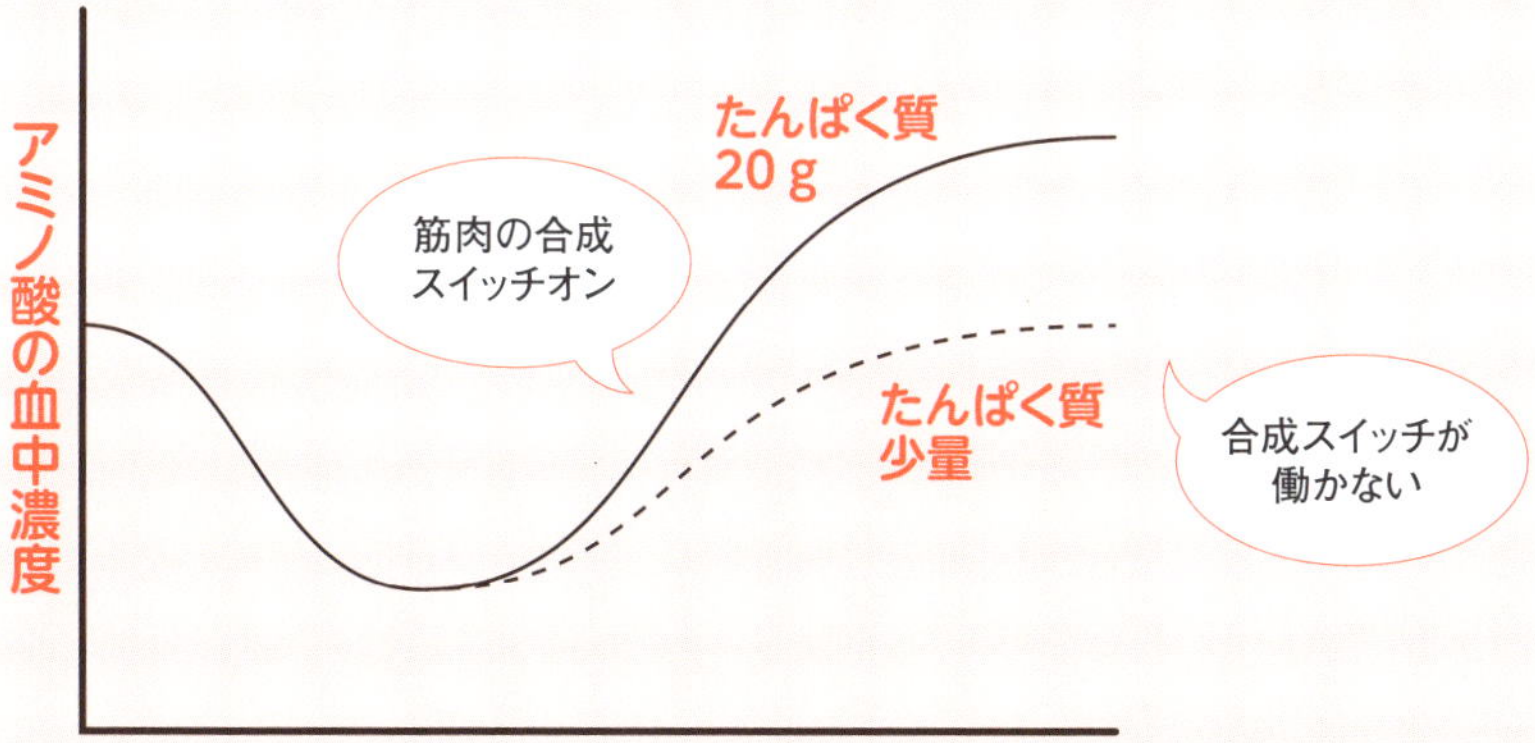

ビタミンDは一緒に摂ると筋肉量アップの助けになる

ビタミンや糖質で筋合成をサポート

筋肉をつけるために必要な栄養素はたんぱく質だけではありません。健康を維持しながら筋肉を効率的に育てるには、筋肉の合成をサポートするほかの栄養素も併せて摂ることが重要です。たんぱく質と一緒に、もしくは、それぞれのたんぱく質に含まれるそのほかの栄養素を意識して摂ってほしいものには次のようなものがあります。

カルシウムの吸収を助け、骨や歯に届ける役割を果たす「ビタミンD」は、筋肉の合成にも関わるビタミンです。**ビタミンDは日光を浴びることにより体内でつくり出すことができますが、魚介類やきのこなどの食品からも摂取が可能**。たんぱく質と併せて摂ることで、筋肉の合成をさらに促すことができます。

また、トレーニングによる筋肉疲労に効果的な「ビタミンB群」も、積極的に摂りたい栄養素。特に**「ビタミンB_1」は、体にたまった疲労物質をエネルギーへと変えるサポートをするため、疲れやだるさが残りにくくなるのです**。

そして、やはり重要なのが「糖質」。最近ではダイエットのために糖質制限を行いながらトレーニングに取り組む人が多く見受けられます。しかし、**糖質制限によるエネルギー不足は、筋肉の分解を促すことにつながります**。せっかくのトレーニングが水の泡にならないよう、糖質も適度に摂ることが筋肉の成長にとっては不可欠です。

たんぱく質と一緒に摂りたい栄養素

◉ビタミンD

筋肉の合成にも関わっていることが注目されているビタミンD。日光を浴びることで体内でもつくられます。

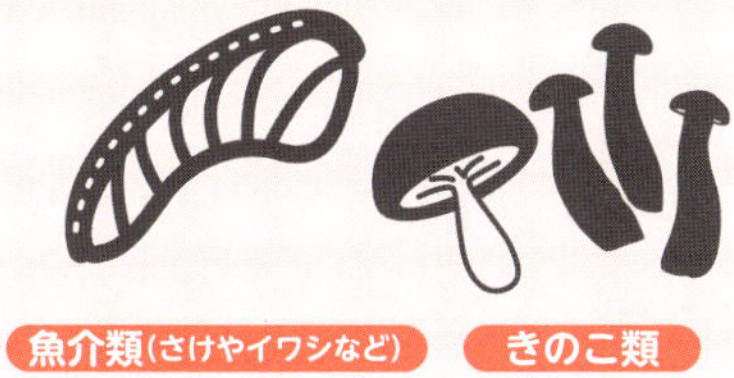

◉カルシウム

骨や歯を構成することで知られるカルシウムは、神経の働きや筋肉の収縮にも関わっています。

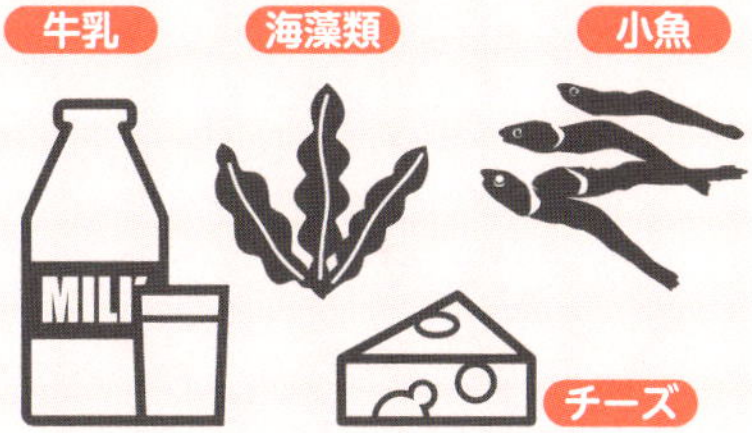

◉ビタミンC

たんぱく質の合成を助け、ストレスホルモンの代謝にも関わります。また、活性酸素の働きを防ぐ抗酸化物質も持っています。

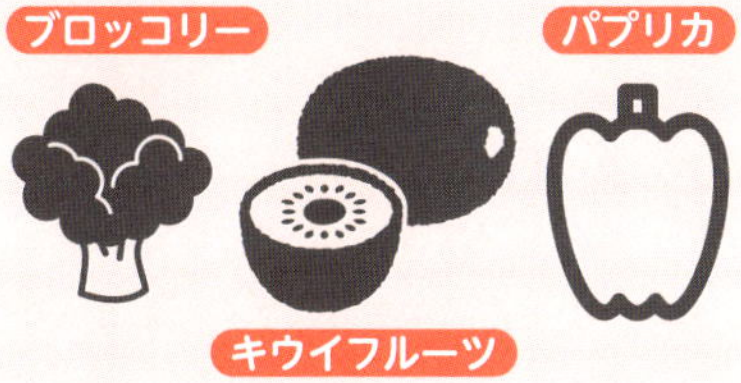

◉ビタミンB群

たんぱく質、糖質、脂質の代謝をサポートする栄養素。不足分は尿から排出されるので欠乏しないようにこまめに摂りましょう。

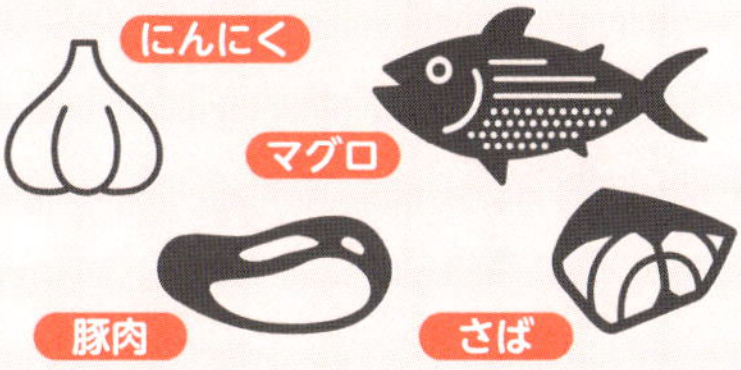

◉亜鉛・鉄

筋肉の維持、成長を助けるホルモンの働きに欠かせない亜鉛と細胞のエネルギーやコラーゲンの産生にも関わる鉄はどちらも日本人に不足しやすい栄養素。

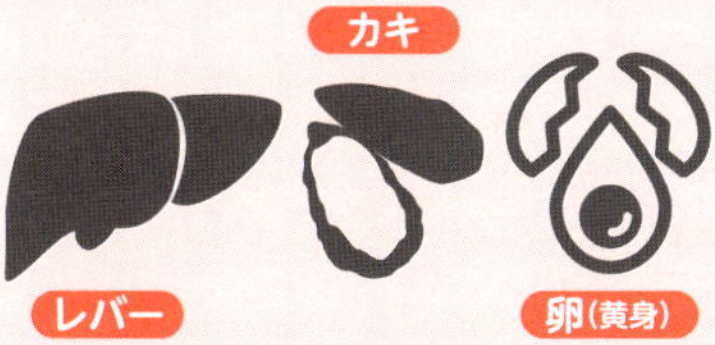

◉糖質

太りそうと敬遠されがちですが、筋力アップのためには適度に摂ることが大切。

朝にたんぱく質を食べると太りにくい

朝食で筋合成のスイッチをオン

食事からたんぱく質を摂取すると、筋肉では筋たんぱくの合成が進みます。しかし、食後から時間がたつにしたがい、筋肉は合成から一転、分解へと移行するのです。1日のなかで最も食事の間隔があく夕食後から朝食前までの間は、新たなたんぱく質の供給が滞ってしまう分、筋肉の分解が進んでいくことになります。そのため、**朝食では十分な量のたんぱく質を意識的に摂取し、分解から合成へとスイッチを切り替える必要がある**わけです。

ところが、私たちの食生活を振り返ってみるとどうでしょうか。夕食では肉や魚のたんぱく質が豊富なメニューを摂りやすい一方、朝食や昼食はどうしても炭水化物が中心となり、たんぱく質が不足する傾向にあります。**特に欠食する人も多い朝食では、平均すると7~8g程度のたんぱく質しか摂れておらず、目標摂取量である1食約20gには到底届いていません。**実際に、朝食を摂らない若者ほど筋肉量が少ないことがわかっています。また、朝食を摂らない子どもほど炭水化物の摂り過ぎになりやすく、肥満が多くなる傾向に。

健康のためには朝食を欠かさず摂るようにすることはもちろん、たんぱく質の量にも注意をして筋合成を促すことが大切です。食品から摂ることが難しい場合は、プロテイン等も活用して、1食20gを目標に摂取するよう努めましょう。

朝食のたんぱく質不足に注意

1日でたんぱく質を十分に摂取していても、1食ごとで見ると朝食にたんぱく質が不足しがちです。特に空腹の時間が一番長いのは夕食後から朝食までなので、朝食にたんぱく質を意識的に摂るようにしましょう。

◉各食事のたんぱく質摂取量

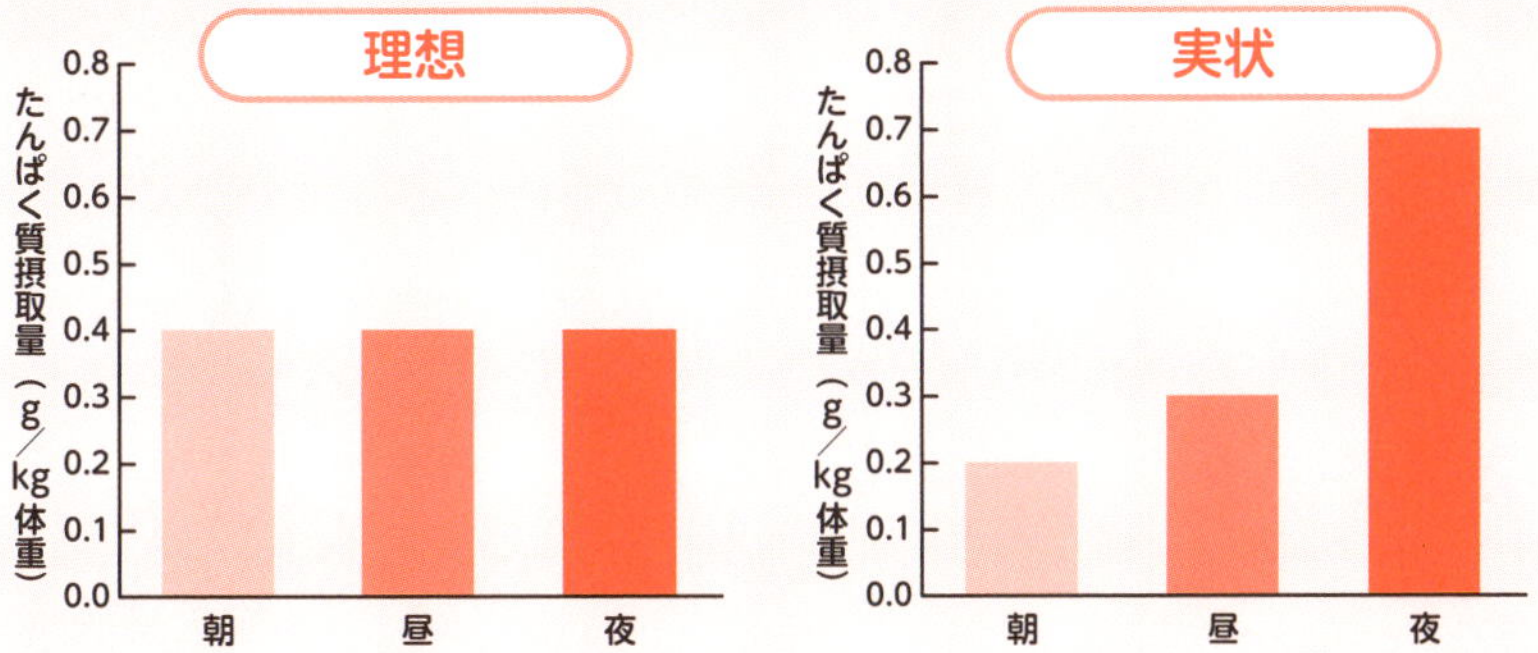

出典：Moore et al. J Gerontol 2015、Paddon-Jones and Rasmussen Curr Opin Clin Nutr Metab Care 2009 より作成

手軽にたんぱく質を摂るには？

ロイシンと呼ばれる必須アミノ酸の栄養素は、筋合成のスイッチを入れる物質として注目されています。血中のロイシンの量を一気に上昇させるのが乳製品。時間がない朝でも手軽に食べられるものが多いのも嬉しいポイント。

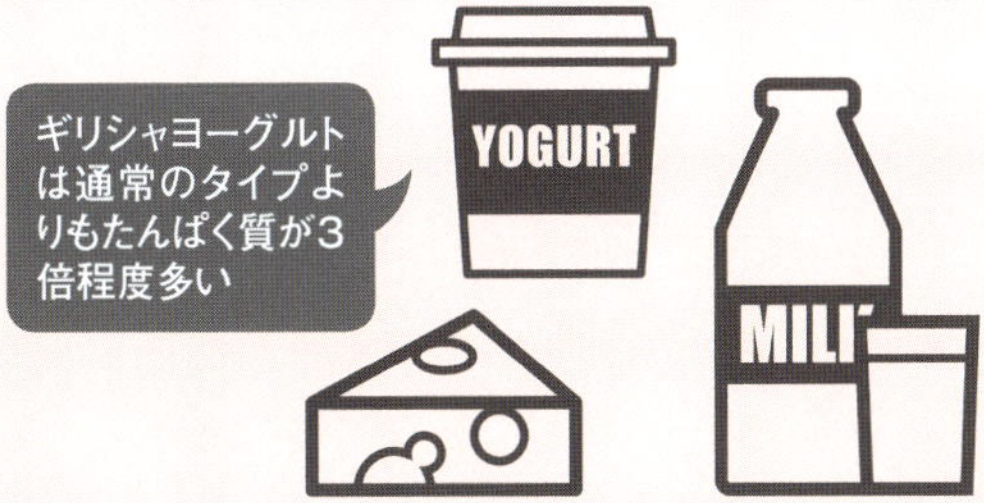
ギリシャヨーグルトは通常のタイプよりもたんぱく質が3倍程度多い
YOGURT

ダイエットに効く！ 動物性たんぱく質の選び方

ロイシンを多めに脂肪は控えめに

良質なたんぱく質を含むとはいえ、脂質も多い動物性たんぱく質は、一見、ダイエットや美容には不向きな食材とみなされがちです。しかし、選び方にさえ気をつければ、むしろ**筋肉を効率的につくり出す動物性たんぱく質は、ダイエットや美容の面でも強い味方**になってくれるのです。

そのために意識したいことが、必須アミノ酸のひとつである**「ロイシン」を含む食品を積極的に摂ること**。ロイシンは筋肉の合成を促す働きに優れたアミノ酸です（詳しくはP90を参照）。**マガレイやクロマグロなどの魚類、鶏むね肉、豚ヒレ肉などの赤身肉に多く含まれ**、ダイエット中はこれらの動物性食品を意識的に摂ることがすすめられます。

また、なるべく低脂肪の動物性食品を選ぶことも重要です。例えば肉類では、脂質が多くなるほどカロリーも高くなるのでダイエット中は控えめにしたいもの。

さらに、たんぱく質には消化吸収のスピードが速いほど、効率よく筋肉をつくれるという性質があります。つまり、より脂質が少なく、消化しやすい形状のもののほうが消化されやすく筋肉になりやすいのです。そのため、**牛乳よりも低脂肪乳、鶏はもも肉よりも皮なしのむね肉やささ身、そしてかたまり肉よりも赤身のひき肉のほうがダイエッター向き**。さばやツナの缶詰も油漬けではなく水煮を選ぶとベターです。

痩せる動物性たんぱく質の摂り方

ロイシンを多く含む食材を毎食摂る

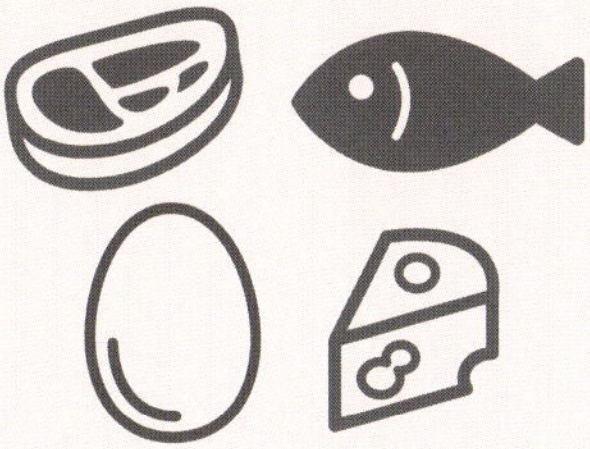

体をつくるうえで大きな働きをするロイシンというアミノ酸。良質なたんぱく質源といわれる肉、魚介、卵、乳製品などはロイシンが豊富に含まれるので、毎食取り入れましょう。

低脂肪のたんぱく質が効率的に筋肉をつくる

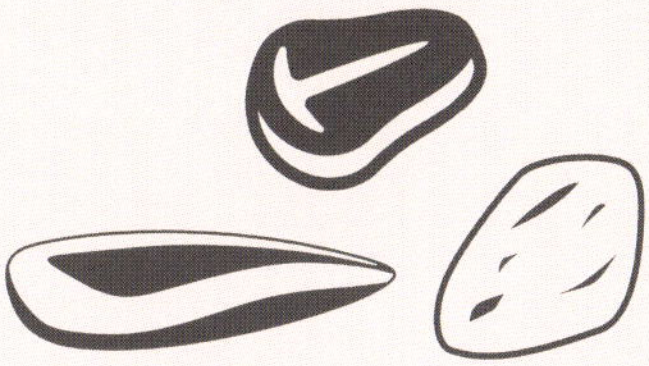

効率よく筋肉をつくるには、たんぱく質を素早く消化する必要があります。脂質は消化吸収を緩やかにしてしまうため、できるだけ脂肪分の少ないたんぱく質を選びましょう。

調理のポイント

肉はかたまり肉よりもひき肉がベター

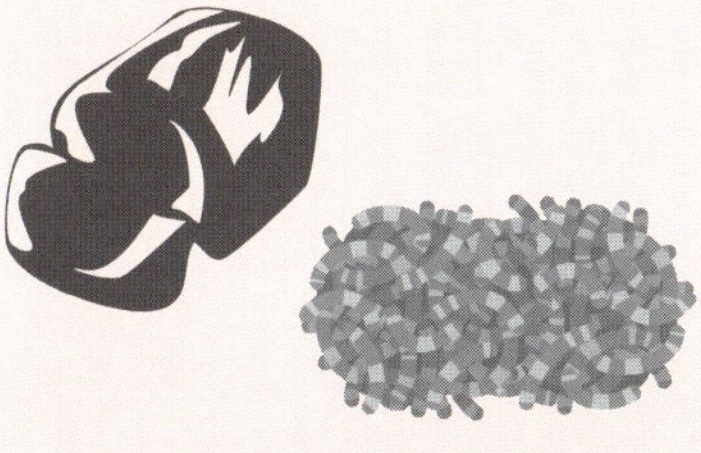

肉を選ぶ際はかたまり肉より、ひき肉のほうが体内への吸収がスムーズです。また、脂質は消化に時間がかかるため、調理時に油は使わないか控えめにしましょう。

長期保存のきく缶詰が重宝する

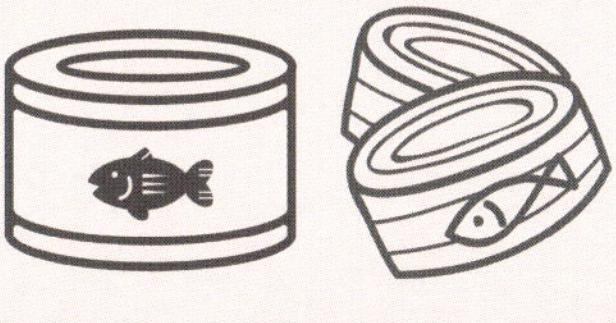

長期保存のきく缶詰はたんぱく質を毎食取り入れるうえでの強い味方。特にツナやさば、いわしなどの魚の缶詰がおすすめ。油漬けよりも水煮のほうがベター。

健康的に痩せる！ 植物性たんぱく質の選び方

低脂質だから多めに摂ってもOK

しっかりとした筋肉をつくるためにも、ダイエット中にこそ動物性たんぱく質は欠かせません。だからといって、そのために動物性食品をたくさん摂って、カロリーや脂質がオーバーしてしまっては、ダイエットは成功しません。あくまで必要量のたんぱく質を摂りつつ、極力脂肪やカロリーを抑えた食事を心がけることが大切。そんなときに強い味方になってくれるのが、植物性たんぱく質を含む食品です。

ダイエット中、ぜひ取り入れたい植物性たんぱく質の代表格が大豆と大豆製品です。脂質が少なく低カロリー、それでいてロイシンやほかの必須アミノ酸もバランスよく含まれており、筋肉の合成を助ける働きもしっかりと担ってくれるのです。多少多めに摂ってもカロリーオーバーになる心配が少なく、ダイエット中のお腹を満たすためにも最適な食材です。動物性たんぱく質の一部を植物性たんぱく質に置き換えるだけで、栄養バランスも整ううえ、味にも変化がついていいこと尽くしです。

さらに、そばやパスタ、粟や玄米などの穀類にもたんぱく質は含まれています。ぜひ主食として取り入れたいメニューですが、穀類である以上、気になるのが糖質。摂り過ぎればやはり血糖値の上昇や体脂肪の増加につながるため、ダイエット中は控えめに摂取することが前提です。

痩せる植物性たんぱく質の摂り方

豆腐は絹ごしよりも木綿を選んで

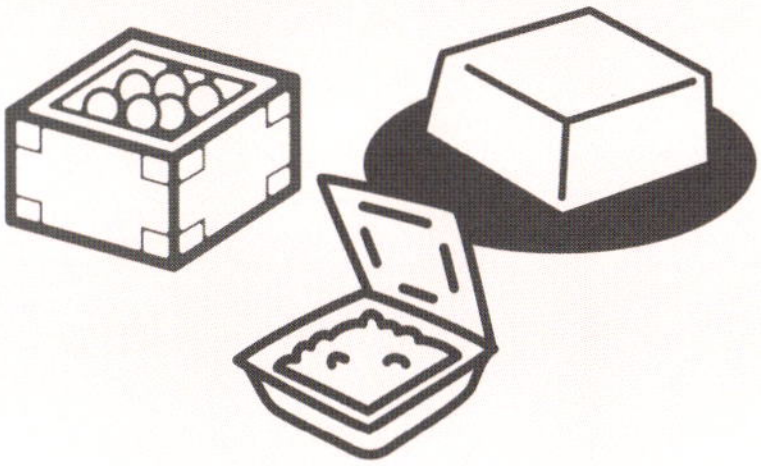

豆や大豆製品はアミノ酸スコアが高く良質なたんぱく質源。ロイシンも多く含まれるので、筋合成に役立ちます。豆腐は絹ごしよりもたんぱく質量が多い木綿を選ぶのがベター。

低カロリー低脂質の食材が中心

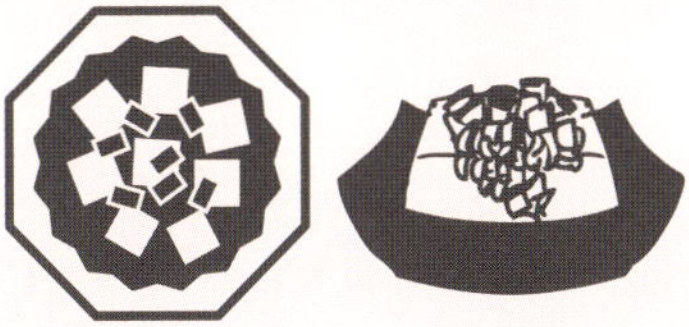

低カロリーなものが多いので、たくさん食べても脂肪がつきにくいのが利点。また、大豆のたんぱく質には、脂肪の分解に関わるホルモンの分泌を高める働きが。

調理のポイント

動物性たんぱく質と組み合わせる

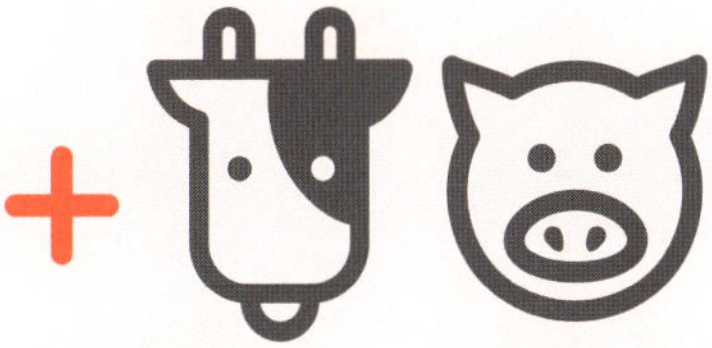

1食分(20g)をすべて植物性たんぱく質から摂るとなると、豆腐1丁と納豆2パック以上が必要。食材の種類もそれほど多くないので、動物性たんぱく質と組み合わせて調理しましょう。

穀物を選ぶなら1食分の量に注意する

粟や玄米などたんぱく質が多く含まれる穀物は、ビタミンやミネラルも補給できる優秀食材。しかし、糖質量も多く高カロリーなので、食べ過ぎは禁物です。

動物性と植物性のバランスは1対1

脂質は避けつつ、両方摂取することが理想

たんぱく質のクオリティの基準はアミノ酸スコアで評価されます（P26参照）。ほとんどの**動物性たんぱく質は必須アミノ酸をバランスよく含み、体内への吸収率も95％以上。**筋肉の合成を高めるアミノ酸のひとつであるロイシンも豊富です。一方、**植物性たんぱく質には必須アミノ酸が不足している食品もあり、体内への吸収率も80～85％ほど。**すると、「動物性だけ摂っていればいい」と思うかもしれませんが、献立を考える際にはどちらも取り入れることが重要です。

動物性たんぱく質で気になるのは肉類に含まれる脂質。脂質は消化吸収をゆるやかにするので、速やかに栄養を摂取したいときには不向き。食材に脂質が少なかったとしても、調理の仕方によっては油が過多になり、摂り過ぎるとカロリーオーバーの原因になります。植物性たんぱく質では、豆や大豆製品が必須アミノ酸のバランスがよく低脂質・低カロリー。脂肪燃焼効果は動物性たんぱく質よりも高いといわれ、ダイエット中に推奨されることが多いですが、1食の重量で比べるとたんぱく質の含有量は動物性よりも低めです。毎食となると飽きてしまうデメリットがあることからも、両者をうまく組み合わせるとよいでしょう。**動物性の摂取比率が30％以下になるとアミノ酸のバランスが崩れやすくなるため、それぞれの割合は1対1程度が目安**です。

動物性と植物性を組み合わせる

1 : 1

◉朝におすすめの食材

睡眠中に失われたアミノ酸を補給するためにも、朝食ではしっかりとたんぱく質を摂取しましょう。時間がない朝は、卵と大豆製品の組み合わせが手軽。プラスするなら、ヨーグルトやチーズなどの乳製品もおすすめです。

動物性 卵

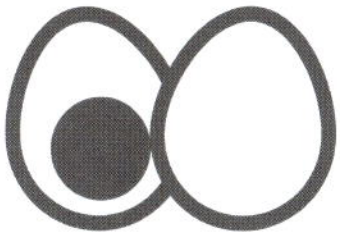

植物性 納豆

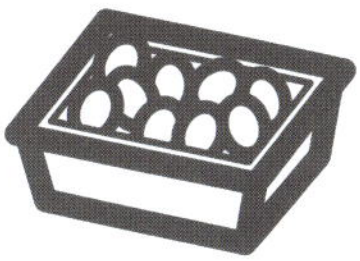

◉昼におすすめの食材

パスタや丼ものなどは手軽に食べられて便利ですが、糖質も多いメニューです。エネルギーとなる糖質は重要ですが、摂り過ぎるとカロリーが過剰になってしまうため注意したいもの。肉や魚介、野菜の栄養も摂れるようにしましょう。

動物性 肉類

植物性 穀類

◉夜におすすめの食材

ダイエット中であれば夜は糖質を控えるのもひとつの手。その代わりに、たんぱく質はしっかりと摂れるようにメニューを工夫しましょう。肉や魚介を中心に、野菜なども組み合わせたバランスのよい献立を考えて。

動物性 魚類

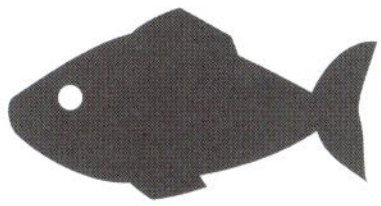

植物性 豆腐

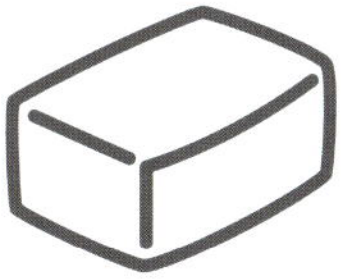

コンビニを最大限に活用すべし！

手軽に摂れるたんぱく源が充実

1日3食、十分な量のたんぱく質を摂取することは一見簡単そうに見えて、実際は意外と難しいもの。**おいしく、なおかつ飽きずにたんぱく質を摂取しようと思うなら、食材や献立選びにも工夫が必要**になります。

そんなとき、**便利に活用できるのがコンビニの食材。最近では高たんぱくの鶏むね肉を使ったサラダチキンをはじめ、ゆで卵や枝豆、チーズやヨーグルトなど、そのままで食べられて質のよいたんぱく源が、バリエーション豊富に揃っています。**さば缶や魚肉ソーセージなどの水産加工品も、手軽でヘルシーなたんぱく源として人気です。また、プロテインバーやゼリー飲料など、有酸素運動や筋トレのお供にぴったりの補食も充実しています。食材の組み合わせやドレッシング、ソースなどを変えることで、食べ続けても飽きることがありません。

そして、コンビニ食品の何よりのメリットが、ほとんどの食品に栄養成分表示があること。食品に含まれているたんぱく質をはじめ、エネルギーや糖質、脂質などの量が表示されているので、摂取量を把握しやすいのです。

忙しい毎日でもコンビニを賢く活用すれば、たんぱく質の摂取量をキープすることが可能。楽しみながら食材探しをすることも、たんぱく質と末永く付き合っていくための秘訣です。

コンビニで買える高たんぱく食材

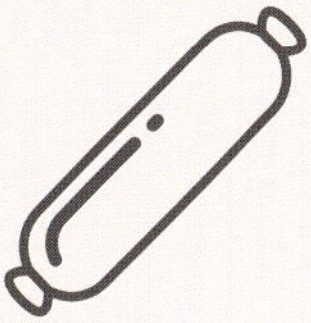

魚肉ソーセージ
（1本あたり）
たんぱく質量約 10g

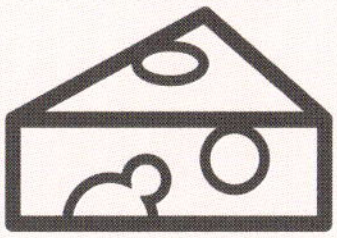

プロセスチーズ
（1個あたり）
たんぱく質量約3g

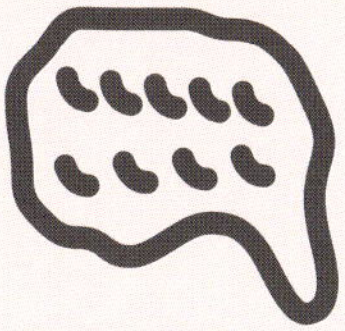

サラダチキン
（1袋 115g あたり）
たんぱく質量約 24g

補食に活用したい

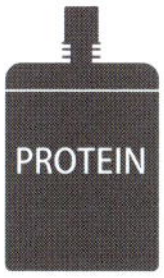

プロテインゼリー

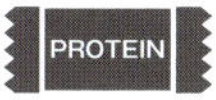

プロテインバー

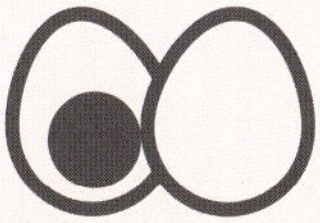

ゆで卵
（1個あたり）
たんぱく質量約6～8g

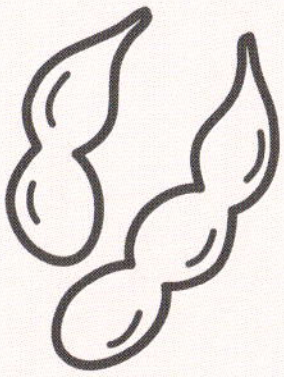

枝豆
（1袋 65g あたり）
たんぱく質量約8g

栄養成分表示をチェック

◉コンビニのゆで卵の場合（例）

栄養成分表示（1個あたり）

エネルギー	66kcal
たんぱく質	6.0g
脂質	4.4g
炭水化物	0.6g
ナトリウム	224mg

食品のパッケージ裏の栄養成分表示では、たんぱく質、エネルギー、炭水化物、脂質などを確認することができます。

カタボリック、アナボリックとは？

たんぱく質補給は適切なタイミングで

私たちの体の主なエネルギー源は糖質です。食事を抜いたり、糖質制限ダイエットなどを行っていたりすると、糖質の供給が追いつかず、エネルギー源が不足します。すると糖質に代わるエネルギー源として、体脂肪や筋肉を構成するたんぱく質が利用されるようになるのです。

筋肉のたんぱく質がエネルギーに変わるために分解されることを「カタボリック」といいます。反対に**食事からたんぱく質が摂取され、アミノ酸の血中濃度が上昇すると、筋肉では筋たんぱくの合成が始まります。これを「アナボリック」**と呼びます。このように筋肉は1日のなかで合成と分解、すなわちカタボリックとアナボリックの状態を繰り返しているのです。筋肉の組織が生まれ変わるために欠かせない仕組みですが、問題はそのバランス。たんぱく質が適切に摂取されないとカタボリックに偏り、筋肉は分解され減少し続けることになってしまいます。

カタボリックの進行を防ぎ、アナボリックを促すには、タイミングよくたんぱく質を摂取することが重要。P72でも指摘したとおり、まずは朝食でしっかりとたんぱく質を摂ることを心がけましょう。そして昼食ではたんぱく質と併せて糖質も適度に摂り、体がエネルギー不足に陥るのを防ぎます。夜はきたるカタボリックに備え、質のよいたんぱく質を十分に摂取することが大切です。

筋肉は1日のうちに増減を繰り返す

体内でエネルギーが足りない状態（空腹）になると、脂肪とともにたんぱく質が分解されてエネルギーとして補われます。これをカタボリックといいます。一方、食事をして血糖値が上がると、すい臓から分泌されたインスリンがアミノ酸を筋肉に運ぶので、筋合成が行われます。これをアナボリックといいます。筋肉は常に分解（カタボリック）と合成（アナボリック）を繰り返しています。

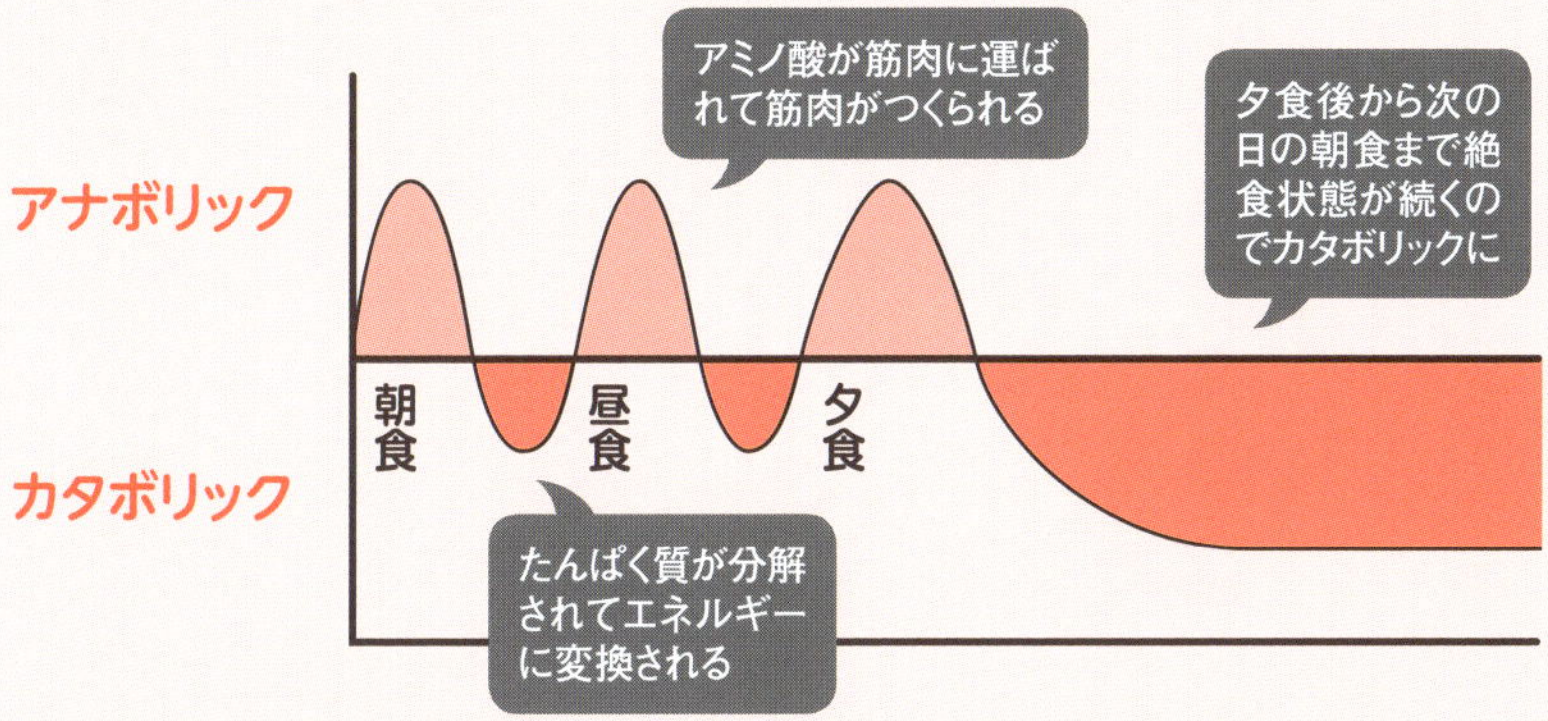

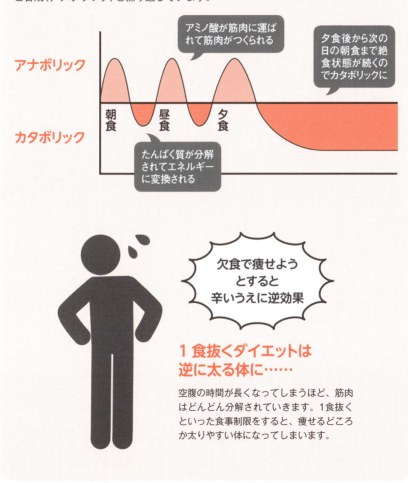

1食抜くダイエットは逆に太る体に……

空腹の時間が長くなってしまうほど、筋肉はどんどん分解されていきます。1食抜くといった食事制限をすると、痩せるどころか太りやすい体になってしまいます。

筋肉をつくるのは運動＋たんぱく質

筋トレや有酸素運動で筋合成が加速

筋肉をつけるために、たんぱく質の摂取とセットで行いたいのが適度な運動です。

最も効率のよい運動が筋力トレーニングです。筋トレというと、ムキムキのマッスルボディを目指す人が行うものと誤解されがちですが、決してそれだけではありません。だれでも簡単に取り組むことができ、継続もしやすいため、**少しだけ脂肪を落としたい人や体を引き締めたい人、運動習慣がない人にもおすすめ**なのです。

筋肉を増やす一番のメリットは、基礎代謝量がアップすること。基礎代謝量とは血液循環や呼吸など、生命維持のために消費されるエネルギー量のこと。基礎代謝量は筋肉が多いほど高くなるため、筋肉を増やした分だけエネルギー量が多くなります。それにより肥満や生活習慣病などの予防につながり、健康維持に役立つのです。

ウォーキングやランニングなどの有酸素運動も、筋トレほどではありませんが基礎代謝量アップや筋肉量の維持に有効です。有酸素運動には全身の血流を促進させる効果があります。特に高齢者にとっての有酸素運動は、血流がよくなることで全身に栄養を届けやすくなり、食後の筋合成作用が進みやすくなります。運動後はどうしてもカタボリックが進みがちなので、運動前の食事でたんぱく質を意識的に補うことで筋肉の分解を抑制し、アナボリックを加速させましょう。

有酸素運動や筋トレを取り入れると効果アップ

ランニング中

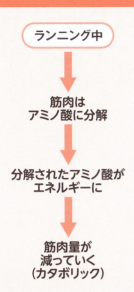

↓

筋肉は
アミノ酸に分解

↓

分解されたアミノ酸が
エネルギーに

↓

筋肉量が
減っていく
（カタボリック）

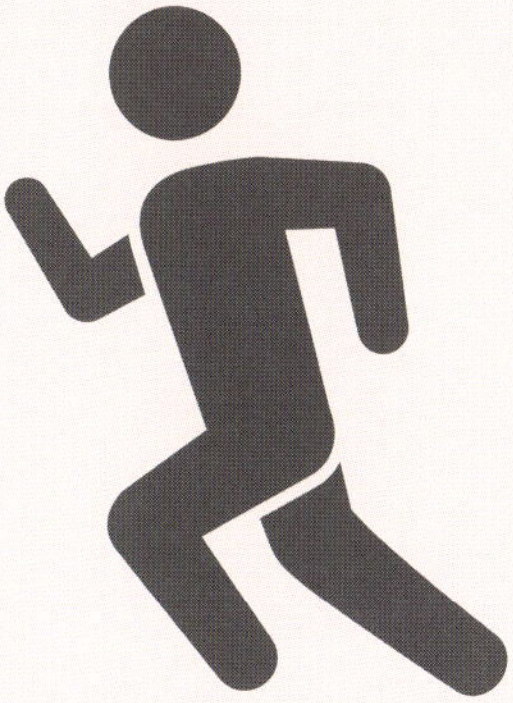

ランニング

ランニング中の体内では、筋肉を分解してアミノ酸にしてエネルギーとして使っています。筋トレのように筋肉を使うことはないと思われがちですが、失われたたんぱく質を補給しなければどんどん減る一方です。

血流の流れも筋肉に関係している

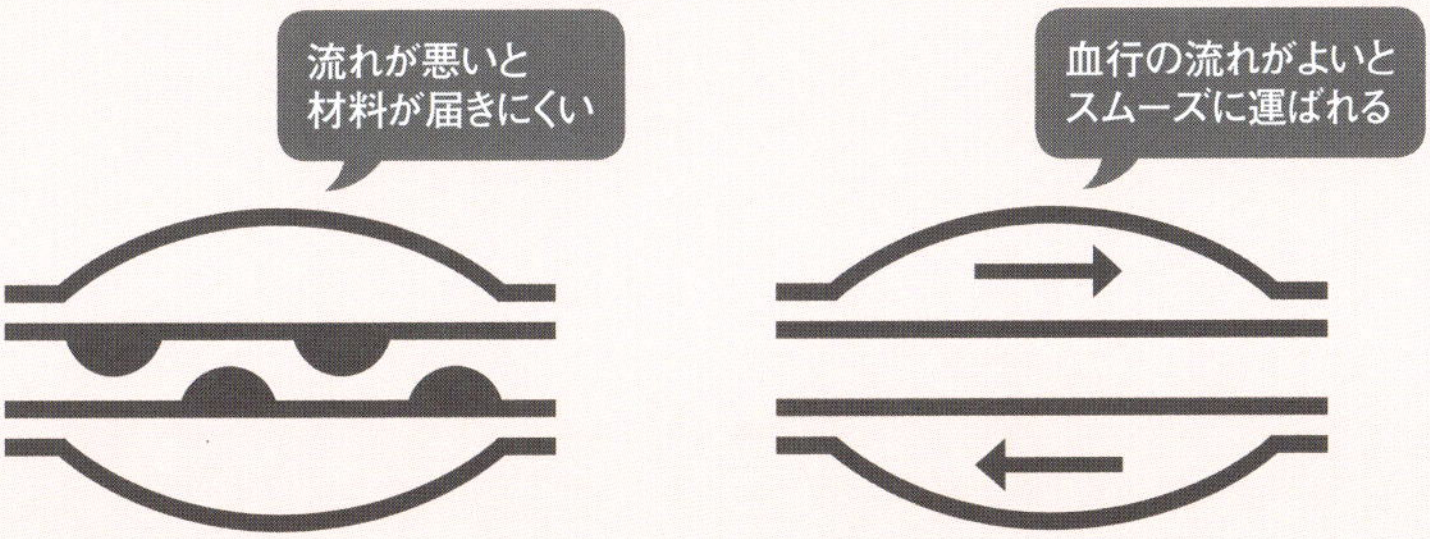

筋肉の材料であるアミノ酸は血流によって運ばれます。そのため、血流がいいとアミノ酸の流れがスムーズになるため、筋肉がつくられやすくなり、血流が悪いと材料が届きにくくなるため筋肉がつくられにくくなります。

たんぱく質摂取は筋トレの前？後？

運動前後で明らかな違いはない

前述のとおり、運動とたんぱく質の摂取はセットで行うことが鉄則です。特に**筋肉を酷使する筋トレでは、運動中は筋肉の分解が進み、運動後に筋肉の合成がはじまります。ここで、たんぱく質が適切に補給されなければ、カタボリックが進行するばかりで筋肉が育たず、せっかくの筋トレも無駄骨**になってしまいます。そうならないためにも、運動をする場合は必ずたんぱく質を補い、筋合成を助ける必要があるのです。

それでは、たんぱく質の摂取は、筋トレの前と後だと、どちらのタイミングで行うほうが、より筋肉にとって効果的なのでしょうか。

筋トレ前にプロテインを摂取した場合と、筋トレ後に摂取した場合、それぞれの筋肉への効果を比較した実験では、明らかな違いは見られませんでした。一方で、アミノ酸の血中濃度は、食後30～40分で上がり始めるとの報告もあります。しかし、その日の都合や生活リズムによって、食事と運動の順番は前後させてOK。筋肉への効果はほとんど変わりません。大事なのは**「運動とたんぱく質摂取はセットで行う」**。**これを習慣づけることです**。そのためには、たんぱく質の食材をストックしておくと便利。手軽に摂取できるプロテインや筋肉の合成に有効なロイシンが豊富なヨーグルト、スーパーなどでも購入しやすいサラダチキンなどもおすすめです。

筋トレするならたんぱく質が絶対必要！

筋トレをしてから夕食をしっかり摂ったり、軽めの朝食の後に筋トレをしたりするなど、筋トレを行う際はたんぱく質摂取をセットにして考えましょう。

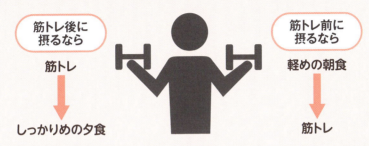

筋トレ後に摂るなら

筋トレ
↓
しっかりめの夕食

筋トレ前に摂るなら

軽めの朝食
↓
筋トレ

手軽に効率よくたんぱく質が補給できる準備をしよう

筋トレを続ければ、筋肉量が自然とアップしていくと思われがちですが、たんぱく質を食事で摂ることが筋トレ以上に筋肥大には欠かせない条件です。手軽に摂れる食材や消化吸収しやすい食材を用意し、「運動＋たんぱく質摂取」を習慣づけましょう

プロテインもおすすめ

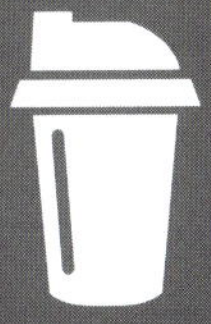

プロテインドリンクなら調理する必要がないので、効率的なたんぱく質の摂取が可能に。

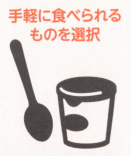

手軽に食べられるものを選択

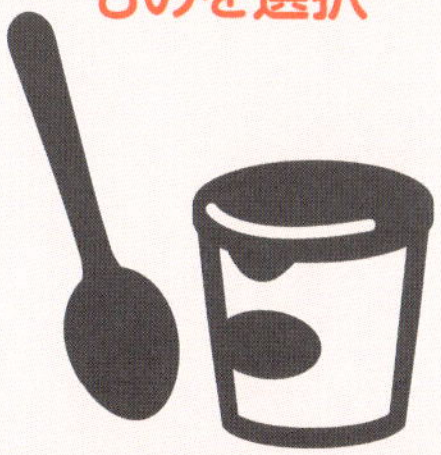

時間がないときでも手軽に食べられる食品をストックしておきましょう。筋肉の合成スイッチを入れる働きをするロイシンを多く含むヨーグルトは消化吸収が速く、血中のアミノ酸濃度が一気に高まります。

赤身のひき肉やささみがベスト

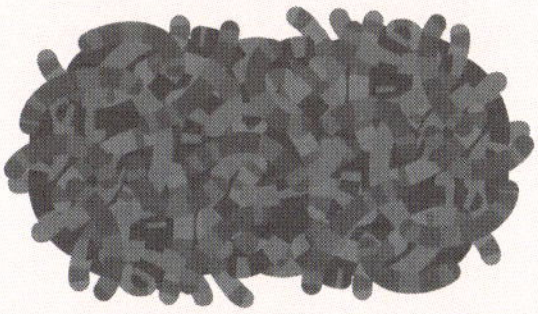

低脂肪で高たんぱくな優秀食品であるささみ肉や、かたまり肉よりも消化されやすいひき肉を選ぶと◎。しかし、ひき肉は比較的脂質が多く、消化吸収をゆるやかにするため、なるべく赤身肉を使いましょう。

運動をしない日にたんぱく質は不要？

休息日にも摂取するべき

運動とたんぱく質の摂取がセットなら、運動をしない日はたんぱく質を摂る必要がないかといえば、それは絶対にＮＯ！**たとえ運動を休む日であっても、たんぱく質の摂取は決して休んではいけないのです。**

運動している間は、筋肉が分解されるカタボリックの状態へと進みます。しかし、運動時に食事を摂り、たんぱく質やエネルギー源としての糖質が補給されると、筋合成のスイッチが入ってアナボリックへと移行します。特に適度な負荷をかけた筋トレ後24～48時間までは、左記のグラフからもわかるように筋肉の合成が高まっており、筋肉が効率よくアミノ酸を取り込める時間帯です。つまり、この期間こそが、筋肉の生まれ変わるゴールデンタイムといえるのです。この間、**運動をしないからといってたんぱく質の摂取を怠ってしまったらどうなるでしょうか。せっかく筋肉が生まれ変わろうとしているのに、その材料となるたんぱく質が十分に届かなければ筋合成は進みません。**

また、運動する日としない日で摂取するたんぱく質の量を調整してしまう人もいますが、運動後の休息日にこそ、しっかりとたんぱく質を摂取することが重要です。1日の目標量は運動している日と同じ、体重1㎏あたり1・6g。毎食20～30gを目標に、特に朝は十分な摂取を心がけることで、効果的な筋肉増強が望めます。

運動しないときでもたんぱく質は絶対必要！

一般的には筋トレ直後にたんぱく質を摂取することがすすめられていますが、実は運動の24時間後も筋肉のたんぱく質合成率は高いまま。つまり、筋トレしない日でもたんぱく質を補う必要があります。

運動による筋肉の合成速度と
運動後のたんぱく質摂取による相乗効果

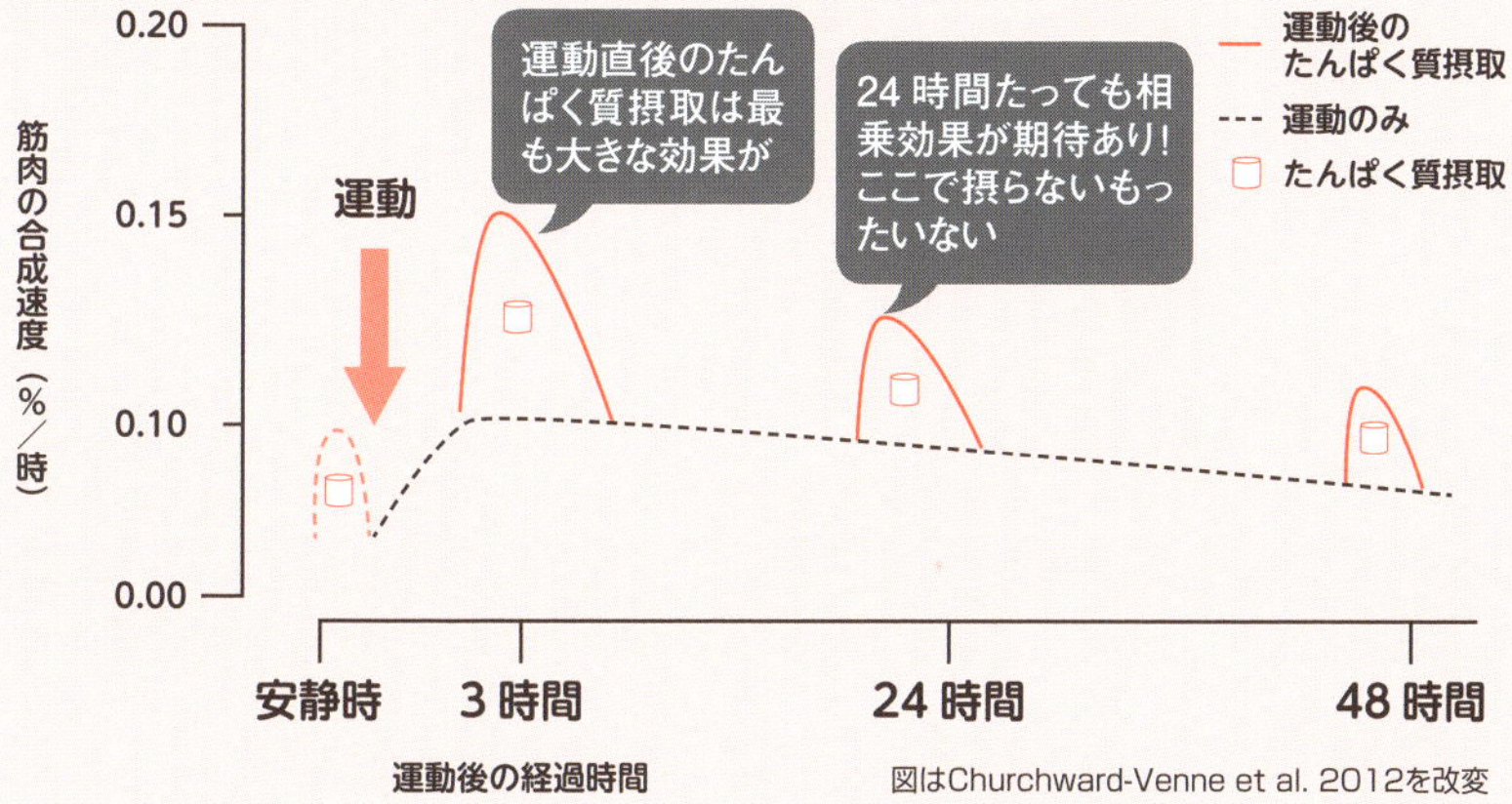

図はChurchward-Venne et al. 2012を改変

普段と同じ量を摂って OK

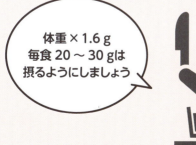

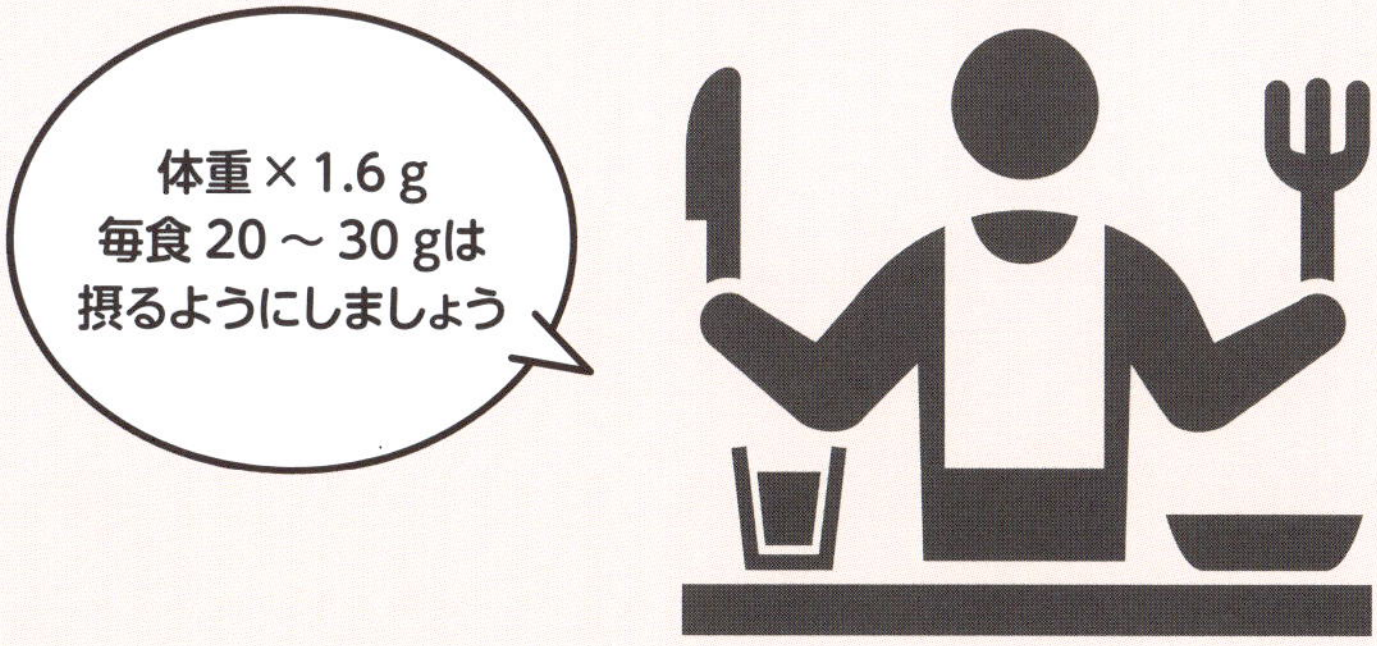

筋肉に効くBCAAとは？

筋合成を活性化させる必須アミノ酸

人の体を構成する約10万種類ものたんぱく質は、わずか20種類のアミノ酸の組み合わせによってつくられています。このうち、**「BCAA」と呼ばれるアミノ酸が、筋肉の増強に大きく関わっています。**BCAAとは「Branched Chain Amino Acids」の略称で、日本語では「分岐鎖《ぶんきさ》アミノ酸」と訳されます。「バリン」「ロイシン」「イソロイシン」の3つの必須アミノ酸がこれにあたります。

BCAAの特徴は、ほかのアミノ酸と比べて、筋肉の合成を促す働きが高いことに加え、筋肉の分解を抑える作用もあることです。なかでも重要な役割を担っているのがロイシンです。**ロイシンには、筋肉細胞内の遺伝子に筋肉を合成するよう指令を伝える物質「エムトール」を活性化させる働きがあります。運動時にロイシンを含むたんぱく質を摂ると、エムトールが活性化され、より多くの筋肉が合成される**ことになります。調査によると、ロイシンの摂取量が少ない高齢者は、筋肉の量も減少傾向にあることがわかっています。

ロイシンを豊富に含む食材としては、牛肉や卵、白身魚などが挙げられます。また、集中的に筋肉をつけたい場合は「ホエイプロテイン」「ミルクプロテイン」「カゼインプロテイン」といったロイシンを効率よく摂取できるプロテインを活用することも手段のひとつ。筋肉のためにはこうしたアミノ酸の質に着目することも大切です。

BCAAとは

BCAAとは必須アミノ酸のバリン、ロイシン、イソロイシンの総称で、筋肉の合成を高めたり、分解を抑える働きがあります。ロイシンは筋肉細胞内の遺伝子に特に強く働きかけることから、積極的に摂りたいアミノ酸です。

BCAAのメリット

- 筋肉を構成する割合が35%と筋肉づくりに極めて大きな役割を果たす。
- 素早く筋肉で代謝されるので肝臓に負担がかからない。

3つを総称してBCAA

ロイシン

バリン

イソロイシン

ロイシンが多く含まれる食材

BCAAのなかでも特に注目されているアミノ酸がロイシンで、ほかのBCAAよりも強く筋合成のスイッチをオンにする作用を持っています。

ロイシンを多く含む食材

高野豆腐（乾燥）

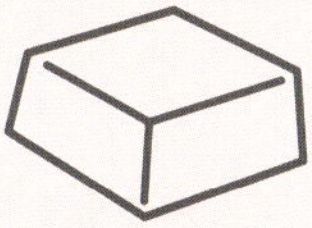

ロイシン 1800mg
(1食分 40g)

ほっけ

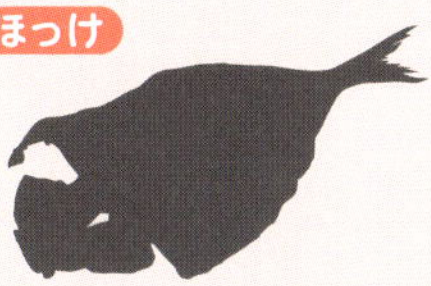

ロイシン 2000mg
(1食分 120g)

くろまぐろ

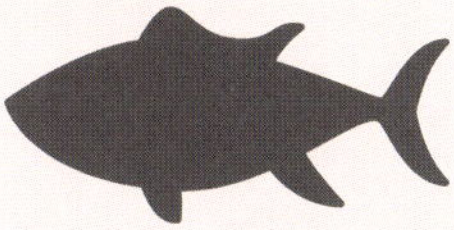

ロイシン 2000mg
(1食分 100g)

鶏むね肉（若鶏／皮なし）

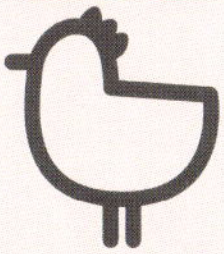

ロイシン 1800mg
(1食分 100g)

かつお

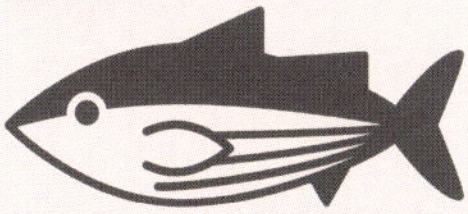

ロイシン 1800mg
(1食分 100g)

プロテインは絶対摂らなくちゃダメ？

不足分を補うなど賢く活用を

筋トレに取り組む人が毎日の食事から十分なたんぱく質を摂ろうとするならば、肉や魚などの動物性たんぱく質を重点的に摂る必要があります。しかし、肉や魚は調理が必要なうえ、脂質も多く含まれるため、摂り過ぎによる肥満や健康への悪影響が心配されることも。そこで、たんぱく質を効率的に摂取できる「プロテイン」が、多くの筋トレ愛好家たちから支持を受けているのです。

プロテインとは、生乳や大豆などの食品からたんぱく質を抽出し、パウダー状に加工したもの。低脂肪のため余分なカロリーを摂取することなく、水や牛乳に溶かすだけで手軽にたんぱく質を摂れるとあって重宝されています。

しかし、プロテインは必ずしも積極的に摂らなければいけないものではありません。3食食べてたんぱく質が補える人はもちろん必要ありませんし、特に食事から摂るべきたんぱく質をすべてプロテインに置き換えることはおすすめできません。プロテインに偏ったたんぱく質摂取では、糖質や脂質、ビタミン、食物繊維など、ほかの栄養素が不足してしまうおそれがあるためです。

たんぱく質は動物性と植物性をバランスよく、幅広い食品から摂ることが推奨されます。**プロテインはたんぱく質が不足しがちな朝食や昼食、または運動後すぐに食事が摂れない場合など、補助的に取り入れる**のが賢い選択です。

プロテインの置き換え食はあり?

1食をプロテインに置き換えるやり方は栄養バランスが崩れてしまうおそれが。また、運動習慣がほとんどなく3食きちんとたんぱく質が摂れている人は、あえて摂取する必要はありません。

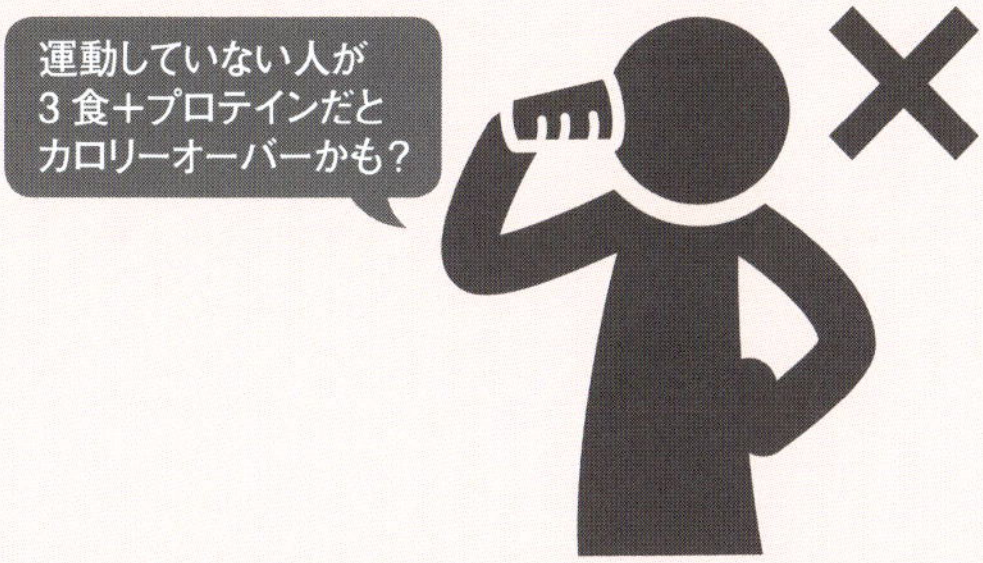
運動していない人が
3 食+プロテインだと
カロリーオーバーかも?

おすすめのプロテインの摂り方

朝食にプラスして

特に時間がない朝は、調理をするのも億劫なもの。そんなときはヨーグルト+プロテインで1食分のたんぱく質摂取が可能に。

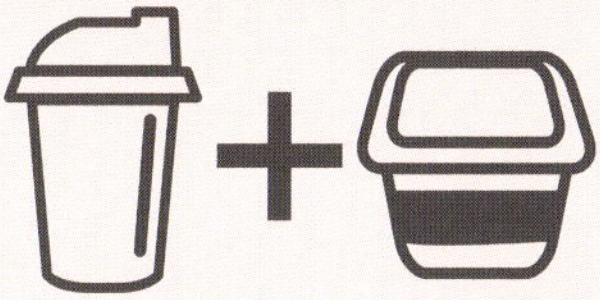

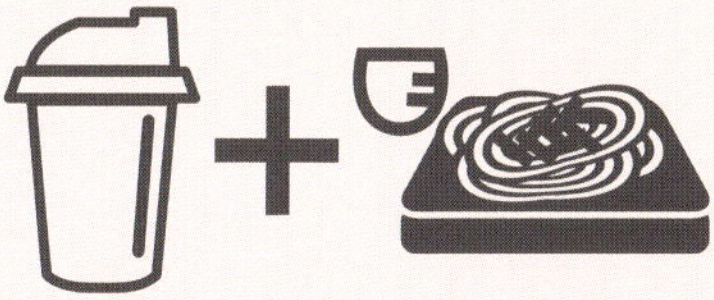

昼食で足りないたんぱく質を補う

今日の昼食は手軽にそばで済ませてしまった……という日は、食後にプロテインを飲むのもひとつの考え。

運動後速やかに摂りたいとき

運動後はなるべく早めにたんぱく質を摂るのが吉。すぐに食事ができないときはプロテインをうまく活用しましょう。

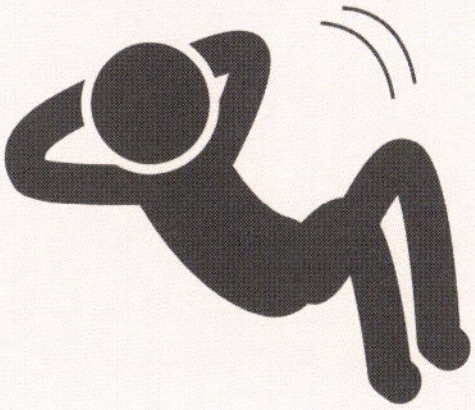

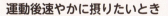

quiz

より筋肉がついて痩せるのはどっちか？③

Ⓐ 半チャーハン　VS　Ⓑ 卵たっぷりオムライス

Answer Ⓑ

Ⓐのチャーハンは量も少なく、その分カロリーや糖質も少なめですが筋肉が減り代謝が落ちるだけ。Ⓑのオムライスはたんぱく質が摂れるだけではなく、高カロリーでもたんぱく質を消化することによりエネルギーを使います。

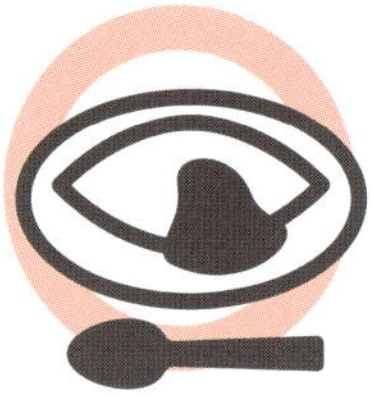

Ⓐ うどん　VS　Ⓑ ミートソース

Answer Ⓑ

Ⓑのミートソースのソースに使用している合いびき肉にはたんぱく質が豊富に含まれています。チーズをトッピングするとより効果的。一方、うどんは小麦粉の割合が多く、たんぱく質が少ないです。

Ⓐ ハンバーグ　VS　Ⓑ ステーキ

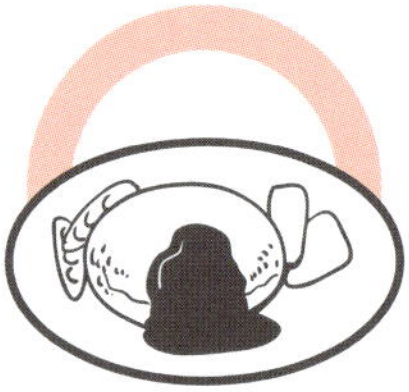

Answer Ⓐ

たんぱく質を多く摂取して、筋肉をつけやすくするためにはボリューミーな肉料理がベター。ひき肉の場合は肉が細かいので、食べた後に消化液がまんべんなく行きわたり、ステーキのようなかたまり肉よりも消化吸収が速いです。

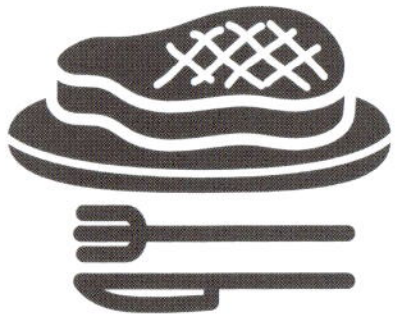

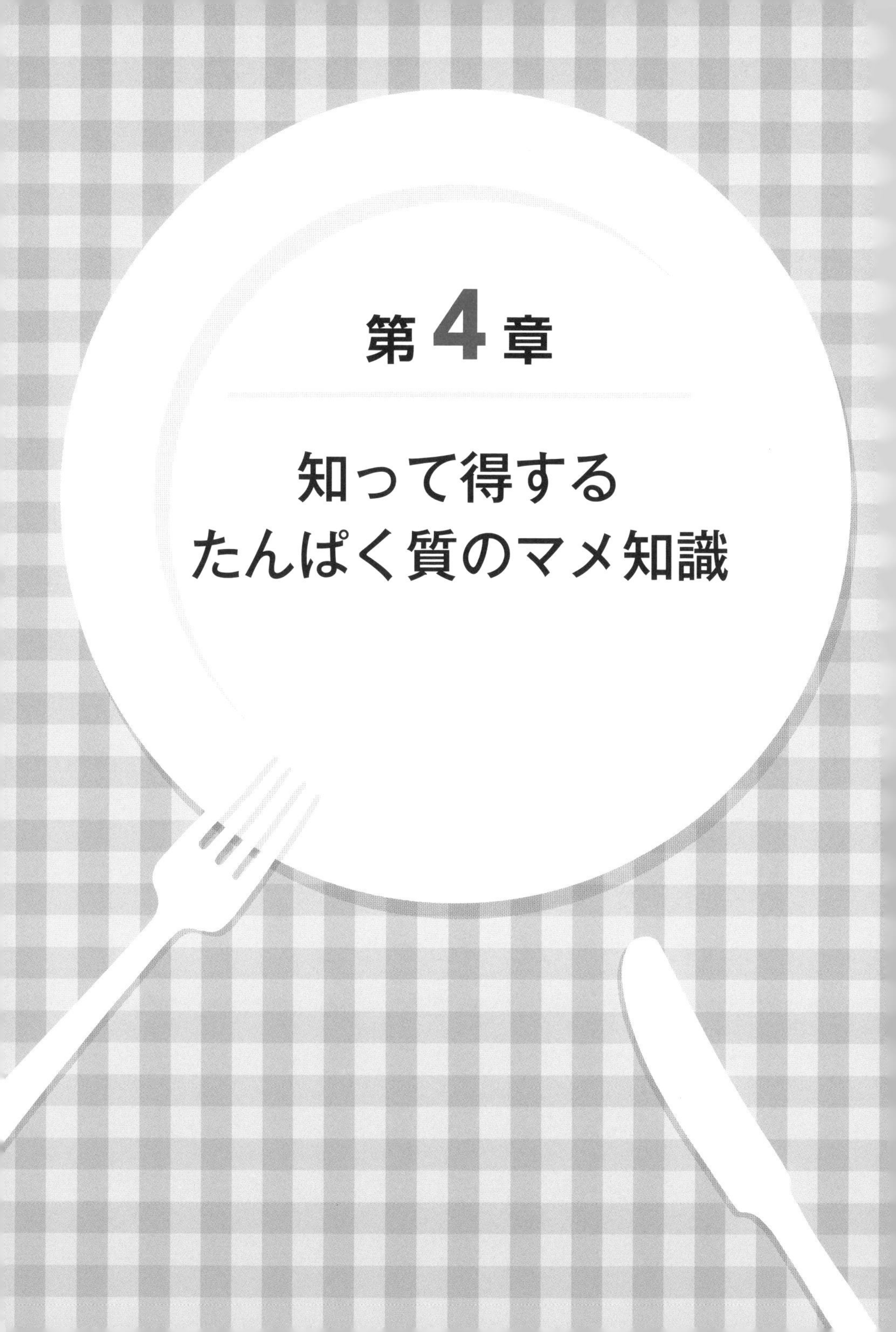

第4章

知って得する たんぱく質のマメ知識

筋トレ後のアルコールは百害あって一利なし!?

お酒はオフの日にたしなむ程度に

筋トレとあわせてプロテイン(たんぱく質)を摂取することは、筋肉量のアップに有効です。ただし、**せっかくの相乗効果もその直後に飲んだご褒美のアルコールによって台無しになってしまう可能性が**。筋肉を増やしたいならアルコールとの付き合い方には少し注意が必要です。

その理由は、アルコールがプロテインの効果を弱めてしまうため。アルコールが筋肉の合成に及ぼす影響を調べた研究では、筋トレ後、アルコールとプロテインを一緒に摂った場合と、プロテインのみを摂った場合の筋肉の合成量を比較したところ、プロテインのみを摂った場合のほうが筋合成の割合が高いという結果になりました。つまり、**アルコールを摂ったことでプロテインの効果が抑えられ、筋肉の合成率が30〜40%低下**してしまったのです。筋肉にとってアルコールは、「百害あって一利なし」とまではいいませんが、筋合成の妨げになるのは明白です。

トレーニングを頑張った日ほど冷たいビールの誘惑に負けそうになりますが、筋肉のためを考えてそこはぐっと我慢。少なくとも当日の飲酒は控え、翌日以降のオフ日にジョッキ1杯程度で抑えるのが賢明です。そして、運動をしない日でも筋肉はつくられていることを忘れずに。たんぱく質の豊富なメニューと一緒に、節度を守ってお酒を楽しむことをおすすめします。

筋トレ後のアルコールは控えるべき

筋トレをすると1～2時間後に筋肉の合成が始まります。そのタイミングでプロテインを摂ると筋肉合成の相乗効果が得られますが、ここでアルコールを飲んでしまうと、合成率が減少してしまいます。

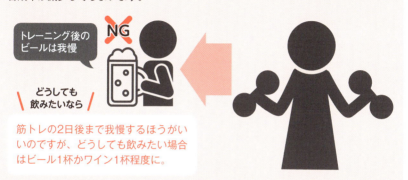

トレーニング後のビールは我慢

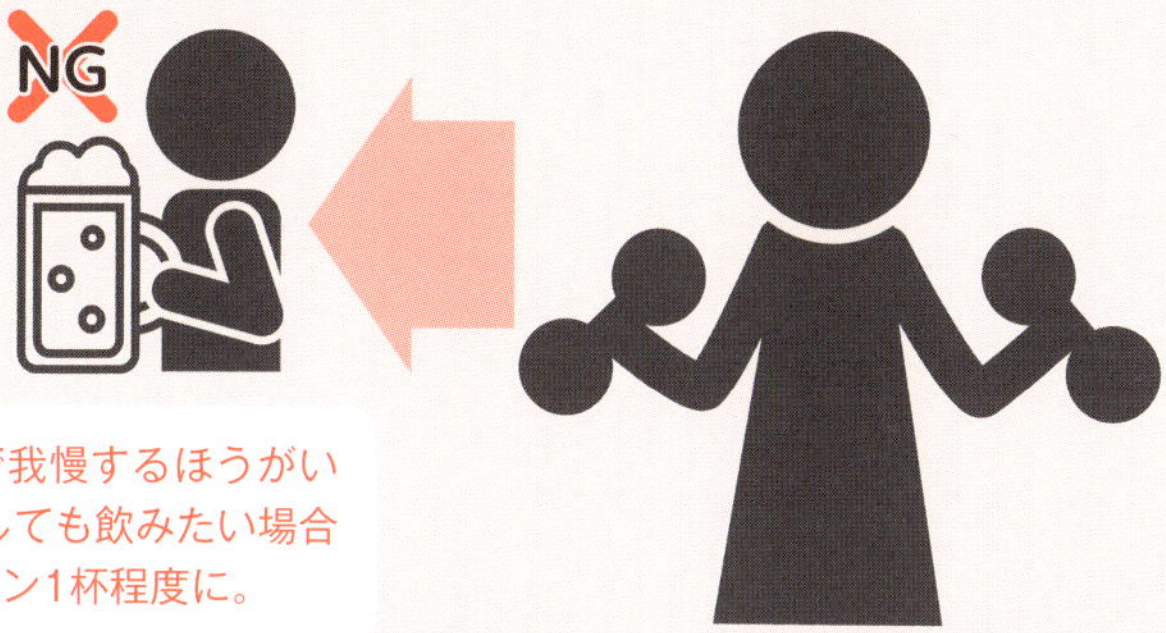

＼どうしても飲みたいなら／

筋トレの2日後まで我慢するほうがいいのですが、どうしても飲みたい場合はビール1杯かワイン1杯程度に。

せっかくの運動が3割減

アルコールと筋トレの相関関係

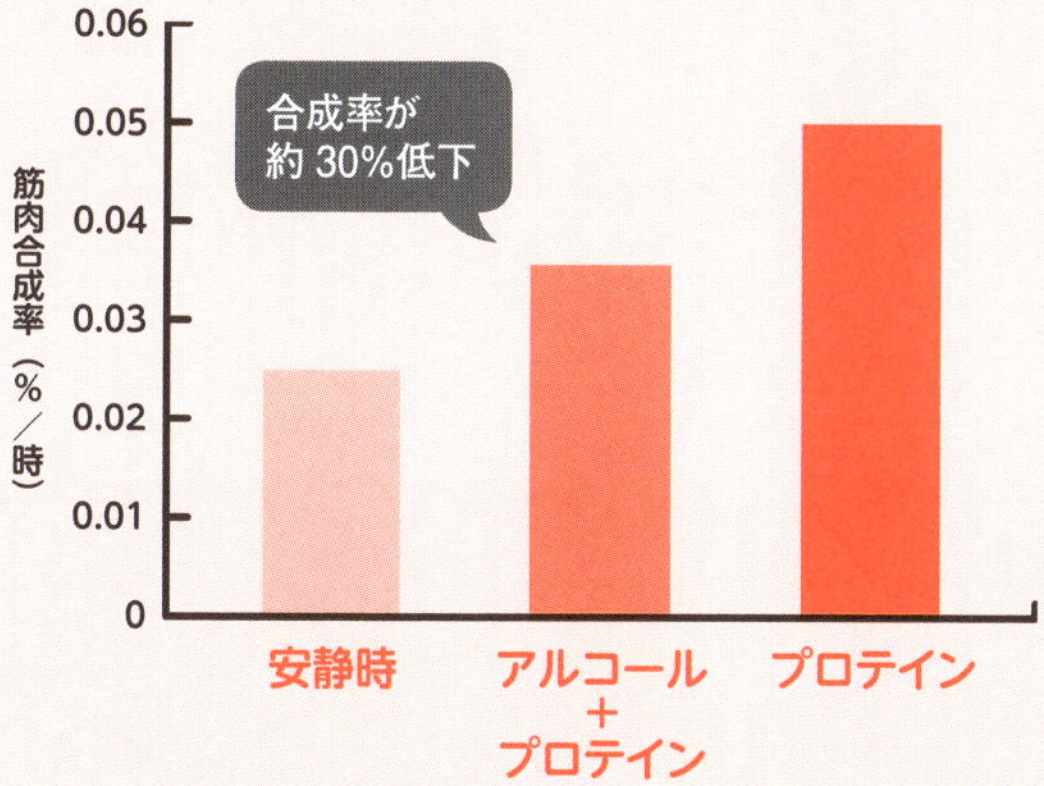

Parr EB, 2014より改変

筋トレを行った後の2～8時間の回復期間中の筋たんぱくの合成率を表したもの。アルコールを摂取することにより、プロテインのみを摂取した被験者よりも、たんぱく質の合成が約30％低くなっています。

若者も要注意の「サルコペニア」とは？

筋肉の減少が怖い病気を引き起こす

歳をとって体つきがぽっちゃりしてくるのは、年齢を重ねるごとに筋肉の量が低下するため。事実、**筋肉の量は20～30代をピークに減少し始め、40歳以降は10年ごとに8～10％ずつ失われていくことがわかっています。こうした加齢に伴う筋肉量の減少を「サルコペニア」**といいます。

サルコペニアは痛みなどの自覚症状がないため軽視されがちですが、おそろしい生活習慣病の原因となり得ることを考えると決して放置していいものではありません。サルコペニアが進行すると、筋肉や骨、関節などの運動器に障害が生じ、立ったり、歩いたりする動作が困難になる「ロコモティブシンドローム」につながります。最近の研究では、**コレステロール値や血圧の上昇による心疾患や脳疾患、糖尿病などにも、関連している**ことが報告されています。

さらに厄介なことに、これまでサルコペニアは高齢者の問題として扱われてきましたが、現代では若者にもそのリスクが高まっていることが明らかになってきました。左記に「指わっかテスト」※というサルコペニアをチェックするテストがあるので、みなさんも試してみてください。

高齢者も若者もサルコペニアを防ぐために必要なのは、やはり十分なたんぱく質。3度の食事それぞれで20g以上を摂取し、適度な運動も組み合わせて筋肉を維持することが一番の対策です。

※東京大学高齢社会総合研究機構が実施した柏スタディをもとに考案

指わっかテストでサルコペニアチェック

指わっかテストでサルコペニアチェック

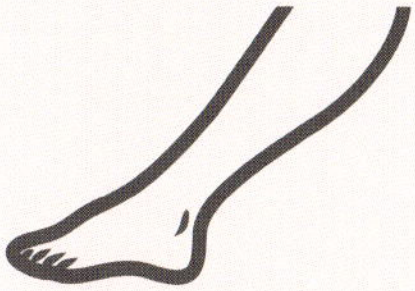

ふくらはぎの一番太いところをつかむ。

←

両手の親指と人差し指で輪っかをつくる。

《 結 果 》

指が重なる	指が触れる	指と指の間があく
↓	↓	↓
サルコペニアの危険性	サルコペニア予備軍	筋肉量が十分にある

サルコペニアになると

日常の動作が困難に

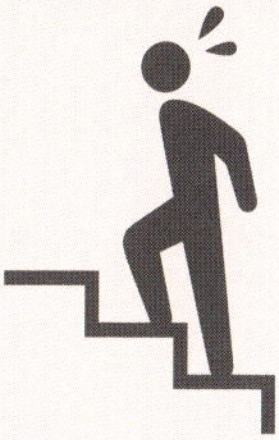

転倒や骨折

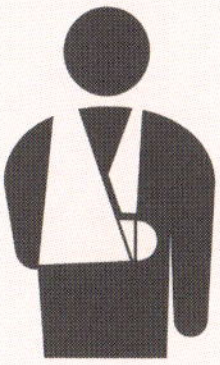

痩せにくくなる

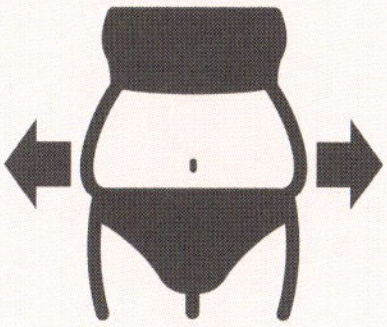

寝たきりに

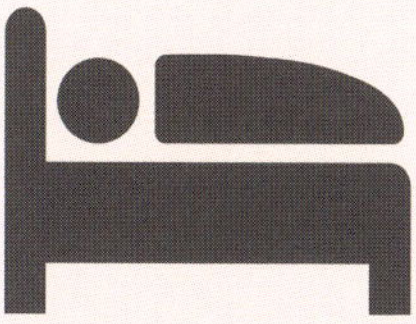

心筋梗塞や脳卒中のリスク

糖尿病のリスク

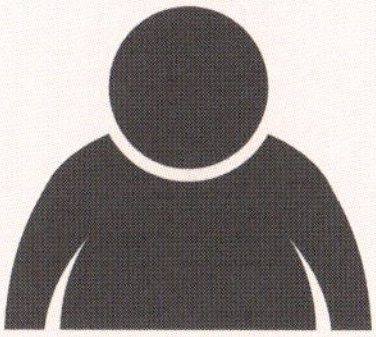

高齢者は意識的にたんぱく質を摂るべき

十分なたんぱく質で同化抵抗性に抗う

　加齢によって筋肉量が減少するのは、歳をとるほど筋肉を合成する力が衰えてくるから。**若者と同じ量のたんぱく質を摂っても、高齢者は同じように筋肉をつくることができなくなります**。これをたんぱく質の「同化抵抗性」といいます。

　たんぱく質の同化抵抗性に関わっているのが、「インスリン」。糖の代謝を担うインスリンは、実は筋肉の合成にも力を貸しています。インスリンの血管拡張作用により、食事から摂取したアミノ酸が筋肉の中に運び込まれ、筋肉の合成が促される仕組みです。ところが、加齢によりインスリンの作用が十分に発揮されなくなると、血管の拡張機能も低下。筋肉にアミノ酸が届きにくくなるため、筋肉の合成も衰えてしまうのです。そして、「ロイシン」に対する感受性の低下も、たんぱく質の同化抵抗性を生じさせる要因のひとつ。ロイシンは筋肉の合成に大きく関わる分岐鎖アミノ酸の一種（P90参照）。若者と高齢者を比較した場合、ロイシンを摂取した後の筋肉の合成速度が、高齢者は低下していることが報告されています。

　70歳以上では一般の成人男性よりも多い、体重1kgあたり1・06gのたんぱく質摂取が推奨されています。歳をとるほど、たんぱく質の重要性はますます高まるというわけです。加えて、適度な運動で血流を改善することも、筋合成の助けになります。

同量のたんぱく質を摂取しても若いころより筋肉がつくられない

⦿筋肉の合成に関わるインスリン抵抗性

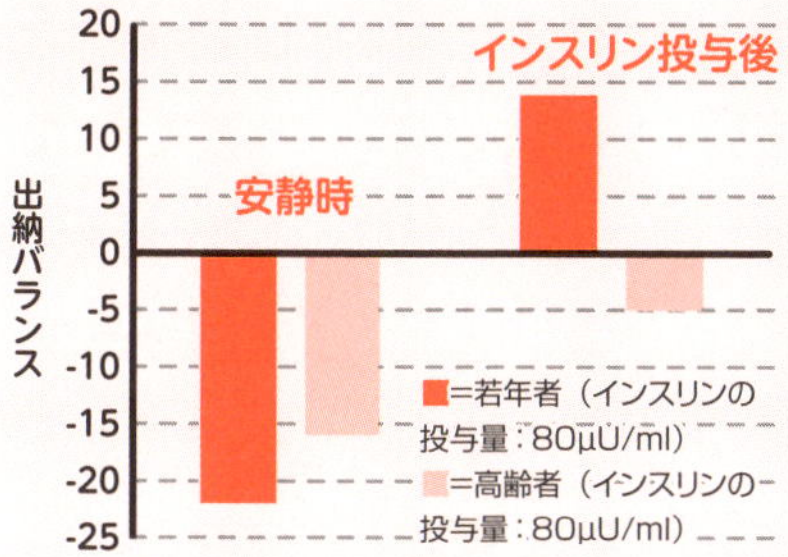

通常、食後に血糖値が上昇し、インスリンが分泌されることで多くのアミノ酸が筋肉に運ばれます。高齢者の場合、インスリン刺激による血流量の増加が抑制され、筋肉の合成速度が若年者ほど増加しません。

食後のインスリン濃度に相当する量を下肢に投与した際に筋肉の出納バランスがどのように変化するかを評価した研究。

図は Fujita et al.AJP 2006, Rasmussen et al FASEB J.2006 を改変

⦿たんぱく質／アミノ酸に対する感受性

空腹時に1回のたんぱく質の摂取量と筋肉の合成速度の関係性を評価した結果、筋肉の合成速度を最大限に高めるために必要なたんぱく質の摂取量は、若年者では0.24g/kg体重であったのに対して、高齢者で1回の摂取に0.4g/kg体重が必要であることが示されました。つまり、高齢期に若年期と同じ量の食事を摂取しても、若いころと比較して筋肉の合成率が低いのです。

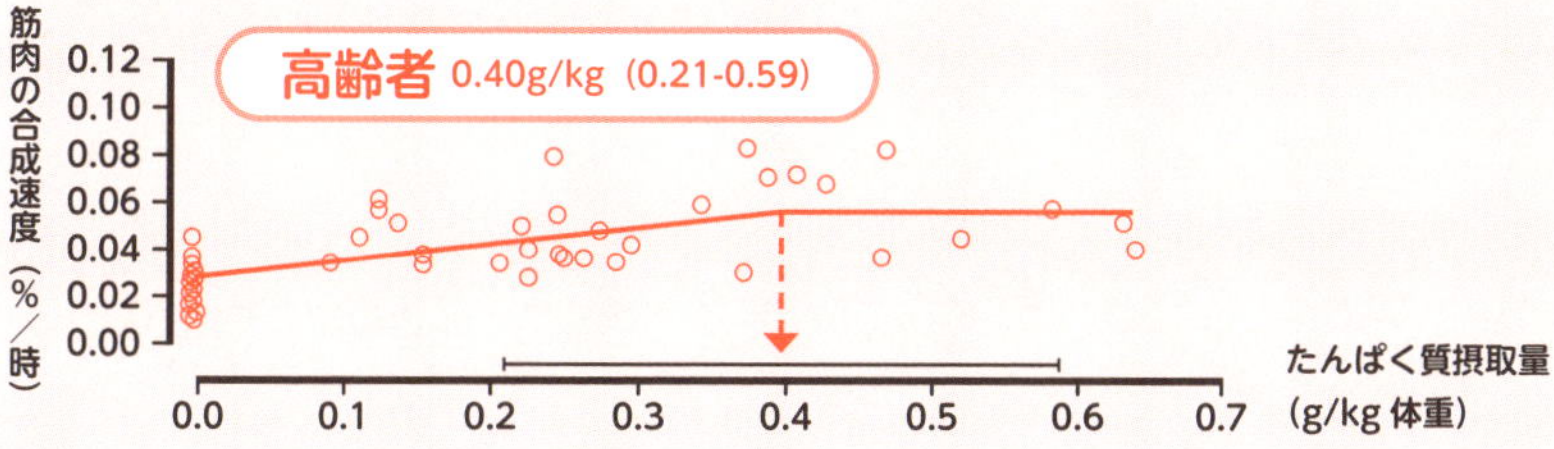

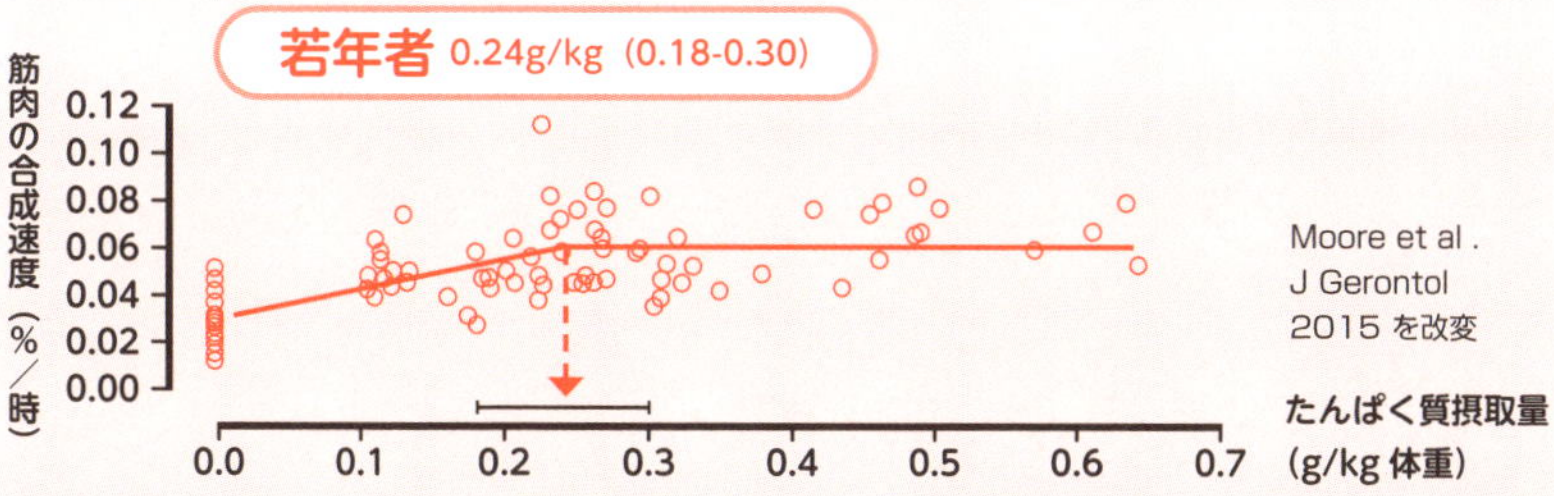

Moore et al . J Gerontol 2015 を改変

たんぱく質は疲労回復にも効果的

糖質の摂り過ぎからさらなる疲れに

疲れていると食欲は減退しがち。食事も麺類やお茶漬けなど、のど越しのよいメニューで簡単に済ませたくなります。でも、そんなときだからこそ、たんぱく質の豊富なバランスのよい食事を摂ることが大切です。

なぜなら、たんぱく質には疲労を回復させる働きがあるから。特に**BCAA（詳しくはP90参照）には、筋合成を促す作用と、筋疲労を回復させる作用があり、肉体の疲れを解消する効果があります**。また、必須アミノ酸であるトリプトファンは、セロトニンの増加を助け、脳疲労にも効果的。疲れて食欲がないときこそ、たんぱく質を積極的に摂ることがすすめられます。

そして、疲れているときに特に欲しくなるのが甘いもの。疲労時に甘いものを食べると、脳や身体にエネルギーが届けられ、一時的に疲れが軽減したように感じられます。しかし、糖質を摂ったことで急激に上がった血糖値は、インスリンの働きにより一気に下がることになります。**中毒的に甘いものばかりを食べると、頻繁に血糖値の急変動（血糖値スパイク）が起こり、さらなる疲れやだるさを引き起こす原因になるのです。**

疲れていても、甘いものの摂り過ぎには要注意。**おやつにはチーズやヨーグルト、小魚やナッツなど、低糖質でたんぱく質豊富な食品を取り入れて、疲れを上手に解消**しましょう。

疲れたら甘いものを食べたくなる

糖は脳の栄養素になりますが、急激な血糖値の上昇は体に悪影響。

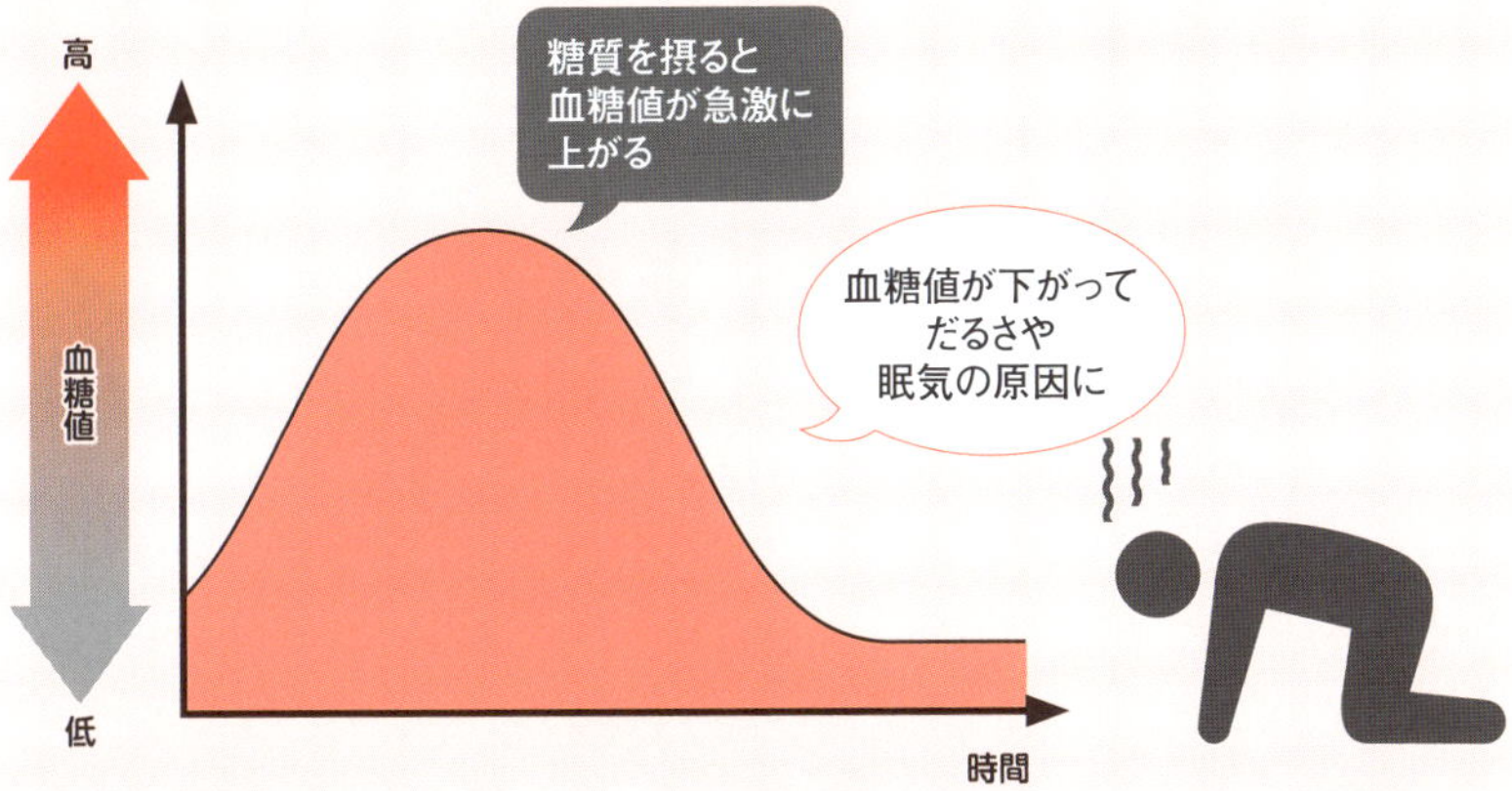

いつもの食事にたんぱく質をプラスして疲れ知らずに

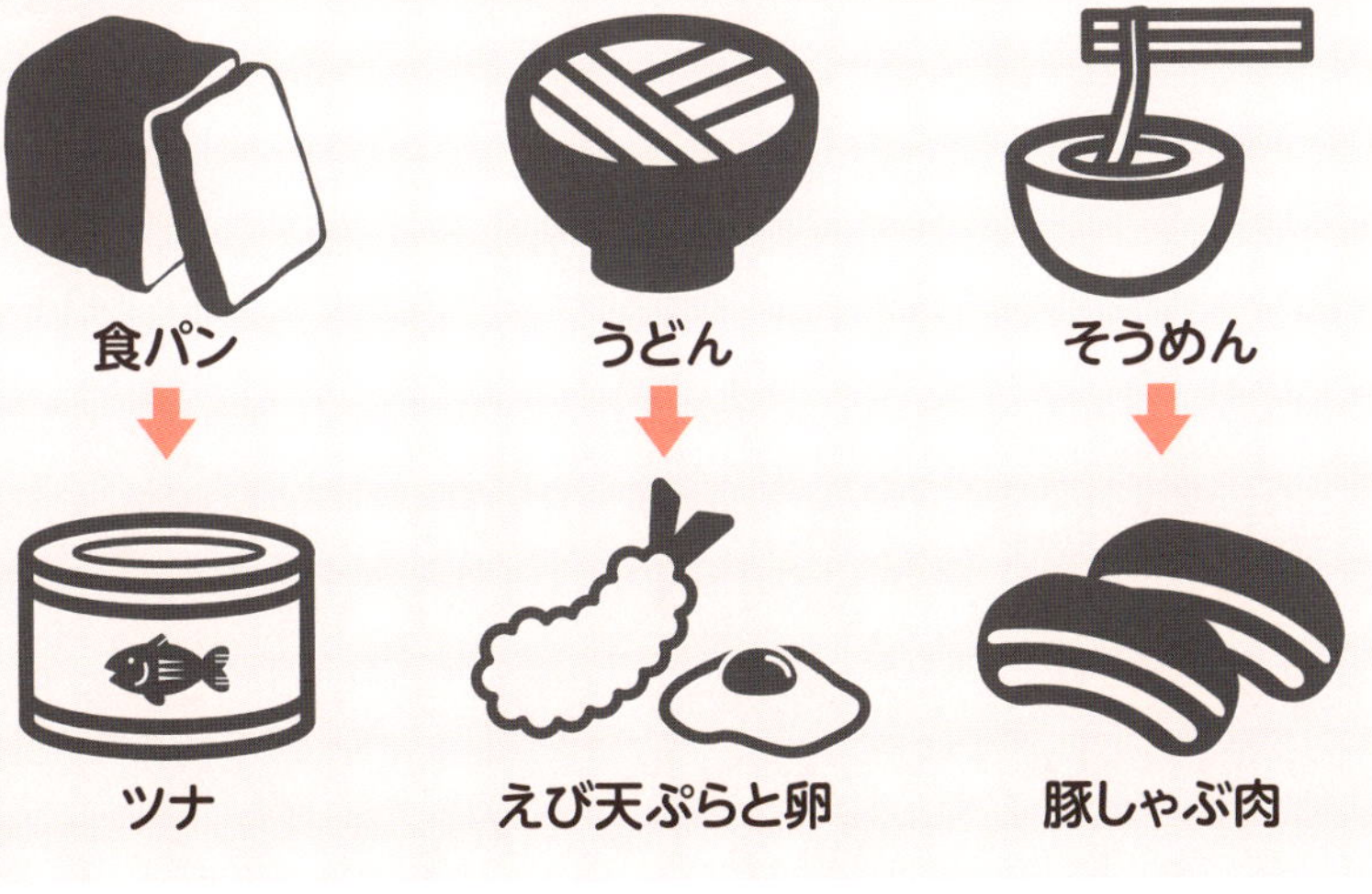

子どもにとってもたんぱく質は超大事

自律神経を整えて心身の成長を支える

　成長期の子どもにとっても、たんぱく質は非常に重要な栄養素です。筋肉や骨の成長に欠かせないのはいうまでもなく、**子どもの心の成長にも、たんぱく質が密接に関わっています。**たんぱく質に含まれる必須アミノ酸には、精神を安定させる「セロトニン」や、やる気を引き出す「ドーパミン」といった脳内神経伝達物質の分泌を促す働きがあります。これらの物質がきちんと分泌されることで自律神経のバランスが整い、心身の調子や睡眠リズムの安定へとつながるのです。

　たんぱく質の働きを高めるには、朝食でしっかりとたんぱく質を摂取することが大切。筋肉の合成が促され、エネルギー代謝が高まり、心身ともに活発に1日を過ごすことができます。逆に、**朝食を抜くことは、子どもの成長にとって大きなダメージに。**脳の唯一のエネルギー源であるブドウ糖が供給されないため、記憶力や集中力を発揮することができなくなり、勉強の効率も悪くなります。さらに、**朝食を摂らない子どもは、炭水化物を摂り過ぎる傾向にあり、肥満になりやすいこともわかっています。**

　子どもに必要なたんぱく質の摂取量は年齢によって大きく異なります。大人のように体重1kgあたりの摂取量ではなく、厚生労働省の「日本人の食事摂取基準（２０１５年版）」に示される年齢区分ごとの推奨量を目安にしましょう。

子どもに必要なたんぱく質摂取量

たんぱく質の摂取基準

	男性推奨量(g/日)	女性推奨量(g/日)
1～2(歳)	20	20
3～5(歳)	25	25
6～7(歳)	35	30
8～9(歳)	40	40
10～11(歳)	50	50
12～14(歳)	60	55
15～17(歳)	65	55

出典：日本人の食事摂取基準(2015年版)

朝ごはんにたんぱく質を必ず食べよう

きちんと子どもに朝ごはんを食べさせている家庭でも、その内容についても気を配りたいもの。炭水化物、たんぱく質、ビタミン・ミネラルは欠かせませんが、なかでも朝のたんぱく質摂取は特に重要です。

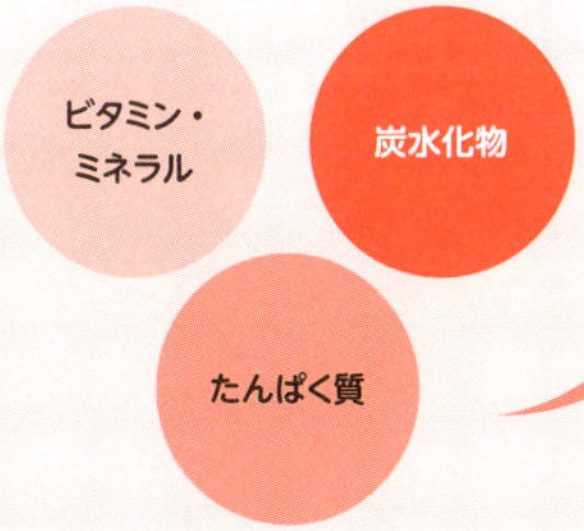

特に朝のたんぱく質摂取はマスト！

朝のたんぱく質摂取はエネルギー代謝を助けたり、筋肉をつくったり、貧血を予防します。プラスするなら手軽なものもOK。

たんぱく質の摂り過ぎは健康に悪影響？

脂質の多い動物性は肥満のリスクも

たんぱく質の摂り過ぎが健康にどのような影響を及ぼすかについて心配される人も少なくないでしょう。なかでも気になるのが肥満。**肉類や乳製品など脂質の多い動物性たんぱく質を摂り過ぎれば、カロリーオーバーで肥満の原因になるため、摂取量には注意を払うべき**でしょう。魚介類などほかの動物性たんぱく質や植物性たんぱく質、プロテインなど色々な種類のたんぱく質を組み合わせて、摂取カロリーを抑える必要があります。

内臓への影響も気になります。たんぱく質の摂り過ぎが肝臓や腎臓に負担をかけるとの意見もありますが、厚生労働省の「日本人の食事摂取基準（2015年版）」では、「たんぱく質の耐容上限量を設定し得る明確な根拠となる報告は十分には見当たらない」として、摂取制限は明示されていません。**腎機能の低下した人にはたんぱく質の摂取制限が行われますが、健康な人がたんぱく質を摂ることで腎臓が悪くなるというエビデンスもありません。**

以上のことから、自身の身体活動レベルや体重に合わせた適正量を基準に、極端に摂り過ぎる生活を続けない限り、過剰に心配をする必要はなさそうです。たんぱく質に限らず、どんな栄養素であれ、摂り過ぎがよくないのは当たり前のこと。様々な種類の食材から、たんぱく質以外の栄養素もバランスよく摂ることが大切です。

たんぱく質はたくさん摂ると太る？

**DITで見ると
太りにくい栄養素といえる**

たんぱく質	30%
糖質	6%
脂質	4%

↓

むしろ太りにくい栄養素！

食事によるエネルギー消費である食事誘発性熱産生（DIT）の観点から見ると、たんぱく質はほかの栄養素と比べて熱に変換されやすいです（P32参照）。

**どんな栄養素でも
カロリーオーバーすると太る**

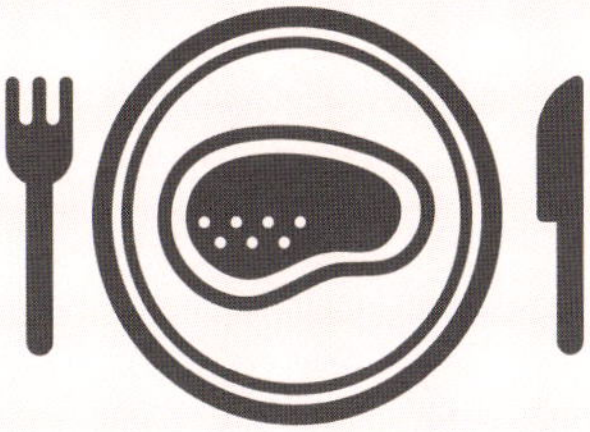

体重の増減は摂取カロリーと消費カロリーの収支なので、どんな栄養素も、たくさん食べ過ぎると太るのは事実です。

たんぱく質は腎機能に負担をかける？

なぜ「たんぱく質の摂り過ぎが、腎機能を低下させる」といわれていたのかというと、高齢になると腎疾患にかかりやすくなり、その食事療法として低たんぱく食が推奨されているためでした。しかし、低たんぱく食の推奨についても、科学的根拠がみられないのだそう。

**高齢になると……
腎機能が低下しやすい**

↓

低たんぱく食が推奨される

↓

**「たんぱく質の摂り過ぎが
腎疾患のリスクを高める」**

▶▶▶ ✕

科学的根拠はなし

ハムやソーセージなどの加工肉はたくさん摂ってOK？

加工肉はたんぱく源としては非効率的

ハムやベーコン、ソーセージなどの加工肉は、調理の手間が少なく手軽に摂ることができ、なおかつ味もよいため、たんぱく源として魅力的に見えます。しかし、これらの加工肉を摂ったからといって、たんぱく質を効率よく、健康的に補給できるかというと疑問符をつけざるを得ません。

第一に、**ハムやソーセージには脂質が多く含まれています。そのため、脂質の少ない牛の赤身や鶏むね肉などと比べると、たんぱく質そのものの吸収率が低く、必ずしも効率的にたんぱく質を摂取できるとはいえない**のです。

さらに海外の研究では、加工肉を摂取し続けると大腸がんのリスクが高まるとの報告もあります。日本人の平均的な摂取量では特に問題はないようですが、継続して摂るとリスクがないとはいい切れません。何より、加工肉はカロリーや塩分が高く、摂り過ぎれば肥満や高脂血症、高血圧症などの生活習慣病につながるおそれがあります。そうした深刻な病気を予防する観点からも、あくまでもバランスを重視し、摂り過ぎには注意を払うべきでしょう。

加工肉に頼らなくても、お店に行けばさば缶やチーズ、蒸し大豆など、調理をしなくても食べられる手軽でヘルシーなたんぱく源がたくさんあります。おいしくかつ健康的にたんぱく質が摂れる食品を、あれこれ探してみるのも楽しいものです。

たんぱく質、脂質、炭水化物の栄養バランスを比較

◎鶏むね肉（皮なし）

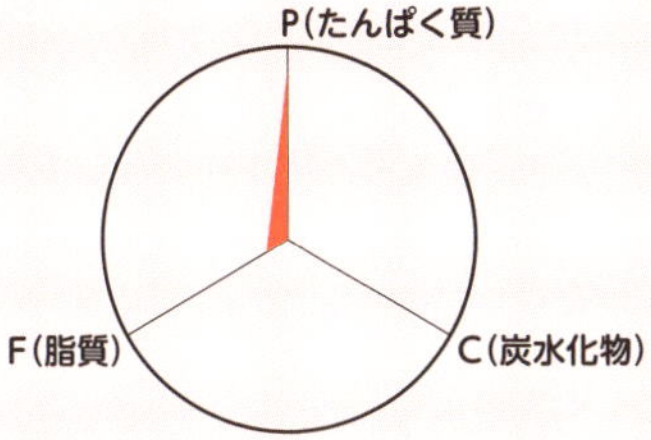

◎ショルダーベーコン

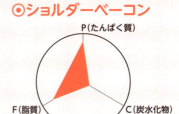

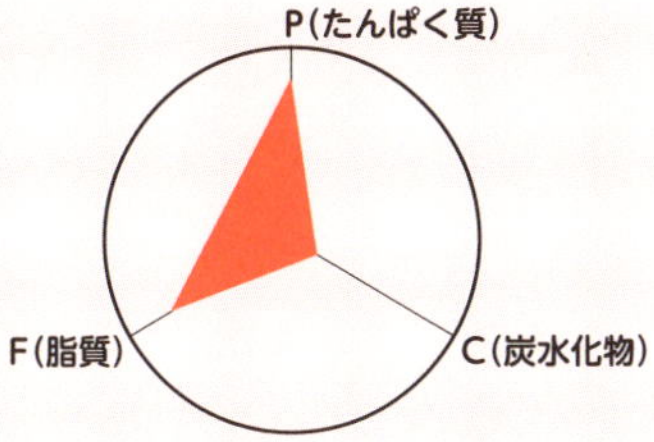

文部科学省「食品成分データベース」をもとに作成

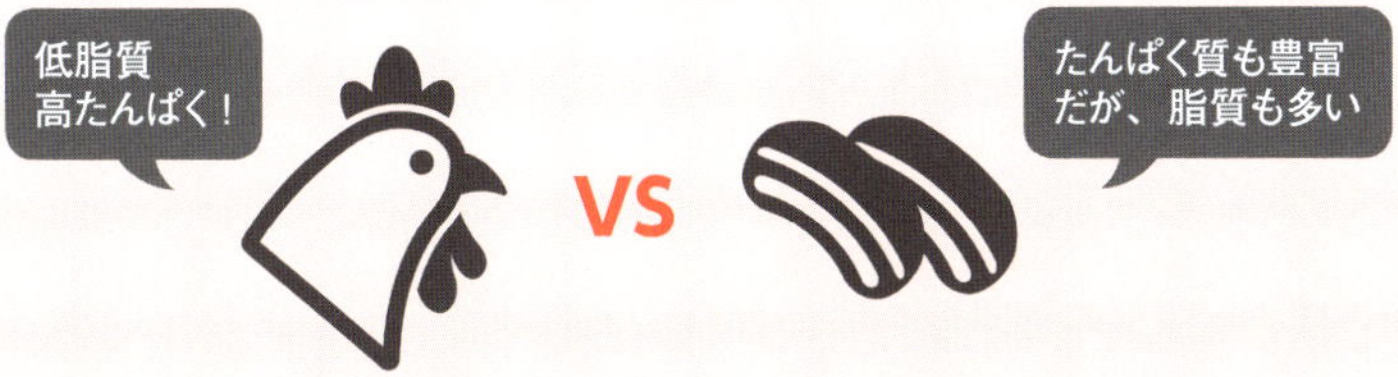

加工肉は大腸がんのリスクを高める？

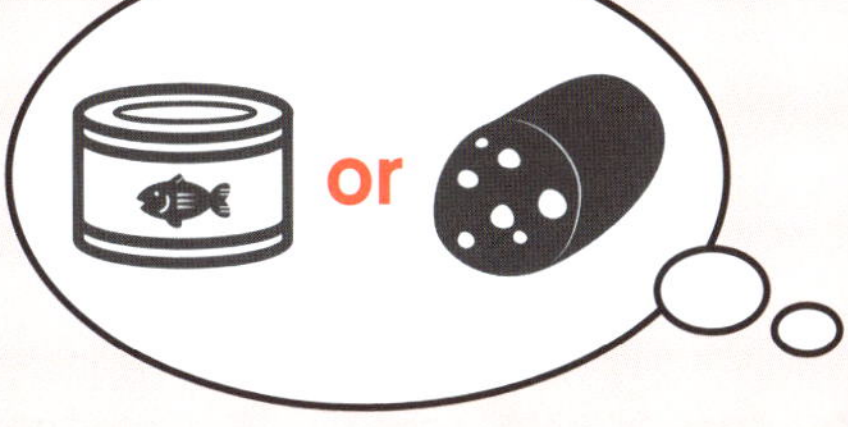

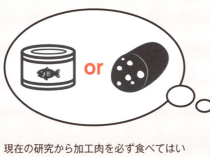

現在の研究から加工肉を必ず食べてはいけないということにはなりませんが、積極的に摂る必要性もあまりないのが現状。カロリーや塩分量も気になるので、バランスをみて判断したいものです。

食品別　たんぱく質量一覧

*『日本食品標準成分表　2015 年版（七訂）』をもとに算出しています。食品の重量は、廃棄部分を除いた可食部だけの正味重量です。
＊食材の分量は一般的な調理に含まれる量や 1 人分の目安量をもとに算出しています。グラム数は、食材の大きさによってばらつきがあります。
＊糖質量は炭水化物の量から食物繊維総量を引いて算出しています。*「Tr」とは微量、「-」とは未測定、「(0)」とは推定値を示しています。

肉

分類	品名	分量	たんぱく質(g)	エネルギー(kcal)	糖質(g)	ビタミンD(㎍)	カルシウム(㎎)
牛肉	牛肩肉（脂身つき、生）	100g	16.8	257	0.4	0	4
	牛肩肉（赤身、生）	100g	19.9	143	0.5	0	4
	牛肩ロース肉（脂身つき、生）	100g	16.2	318	0.2	0.1	4
	牛肩ロース肉（赤身、生）	100g	19.1	212	0.2	0.1	4
	牛リブロース肉（脂身つき、生）	100g	14.1	409	0.2	0.1	4
	牛リブロース肉（赤身、生）	100g	18.8	248	0.3	0.2	4
	牛サーロイン肉（脂身つき、生）	100g	16.5	334	0.4	0	4
	牛サーロイン肉（赤身、生）	100g	21.1	177	0.6	0	4
	牛バラ（脂身つき、生）	100g	12.8	426	0.3	0	3
	牛もも（脂身つき、生）	100g	19.5	209	0.4	0	4
	牛もも（赤身、生）	100g	21.9	140	0.4	0	4
	牛ランプ肉（脂身つき、生）	100g	18.6	248	0.6	0	4
	牛ランプ肉（赤身、生）	100g	22	153	0.7	0	4
	牛ヒレ肉（赤身、生）	100g	20.8	195	0.5	0	4
	牛ひき肉（生）	100g	17.1	272	0.3	0.1	6
	牛タン（生）	100g	13.3	356	0.2	0	3
	牛ハツ（生）	100g	16.5	142	0.1	0	5
	牛レバー（生）	100g	19.6	132	3.7	0	5
	牛テール（生）	100g	11.6	492	Tr	0	7
豚肉	豚肩肉（脂身つき、生）	100g	18.5	216	0.2	0.2	4
	豚肩肉（赤身、生）	100g	20.9	125	0.2	0.1	4
	豚肩ロース（脂身つき、生）	100g	17.1	253	0.1	0.3	4
	豚肩ロース（赤身、生）	100g	19.7	157	0.1	0.2	4
	豚ロース（脂身つき、生）	100g	19.3	263	0.2	0.1	4

分類	品名	分量	たんぱく質(g)	エネルギー(kcal)	糖質(g)	ビタミンD(μg)	カルシウム(mg)
豚肉	豚ロース(赤身、生)	100g	22.7	150	0.3	0.1	5
	豚バラ肉(脂身つき、生)	100g	14.4	395	0.1	0.5	3
	豚もも肉(脂身つき、生)	100g	20.5	183	0.2	0.1	4
	豚もも肉(赤身、生)	100g	22.1	128	0.2	0.1	4
	豚ヒレ肉(赤身、生)	100g	22.2	130	0.3	0.3	3
	豚ひき肉(生)	100g	17.7	236	0.1	0.4	6
	豚レバー(生)	100g	20.4	128	2.5	1.3	5
	豚足(ゆで)	100g	20.1	230	Tr	1	12
鶏肉	鶏手羽(皮つき、生)	100g	17.8	210	0	0.4	14
	鶏手羽先(皮つき、生)	100g	17.4	226	0	0.6	20
	鶏手羽元(皮つき、生)	100g	18.2	197	0	0.3	10
	鶏むね肉(皮つき、生)	100g	21.3	145	0.1	0.1	4
	鶏むね肉(皮なし、生)	100g	23.3	116	0.1	0.1	4
	鶏もも肉(皮つき、生)	100g	16.6	204	0	0.4	5
	鶏もも肉(皮なし、生)	100g	19	127	0	0.2	5
	鶏ささみ(生)	100g	23.9	109	0.1	0	4
	鶏ひき肉(生)	100g	17.5	186	0	0.1	8
	鶏レバー(生)	100g	18.9	111	0.6	0.2	5
	砂肝(生)	100g	18.3	94	Tr	0	7
	軟骨(生)	100g	12.5	54	0.4	0	47
その他	ラム肩肉(脂身つき、生)	100g	17.1	233	0.1	0.9	4
	ラムロース肉(脂身つき、生)	100g	15.6	310	0.2	0	10
	ラムもも肉(脂身つき、生)	100g	20	198	0.3	0.1	3

分類	品名	分量	たんぱく質(g)	エネルギー(kcal)	糖質(g)	ビタミンD(μg)	カルシウム(mg)
その他	いのしし(脂身つき、生)	100g	18.8	268	0.5	0.4	4
	うま(赤身、生)	100g	20.1	110	0.3	-	11
	合鴨(皮つき、生)	100g	14.2	333	0.1	1.0	5
	真鴨(皮なし、生)	100g	23.6	128	0.1	3.1	5
	くじら(赤身、生)	100g	24.1	106	0.2	0.1	3
	すっぽん	100g	16.4	197	0.5	3.6	18

肉加工品

分類	品名	分量	たんぱく質(g)	エネルギー(kcal)	糖質(g)	ビタミンD(μg)	カルシウム(mg)
肉加工品	生ハム(促成)	50g	12	124	0.3	0.2	3
	生ハム(長期熟成)	50g	12.9	134	0	0.4	6
	ベーコン	50g	6.5	203	0.2	0.3	3
	ボンレスハム	30g(3枚)	5.6	35	0.5	0.2	2
	ロースハム	30g(3枚)	5	58.8	0.4	0.2	3
	ウインナーソーセージ	50g(3本)	6.6	161	1.5	0.3	4

魚

分類	品名	分量	たんぱく質(g)	エネルギー(kcal)	糖質(g)	ビタミンD(μg)	カルシウム(mg)
魚	まあじ(生)	100g	19.7	126	0.1	8.9	66
	あなご(生)	100g	17.3	161	Tr	0.4	75
	あゆ(天然、生)	100g	18.3	100	0.1	1	270
	あゆ(養殖、生)	100g	17.8	152	0.6	8	250
	まいわし(生)	100g	19.2	169	0.2	32	74

食品別たんぱく質量一覧

分類	品名	分量	たんぱく質(g)	エネルギー(kcal)	糖質(g)	ビタミンD(μg)	カルシウム(mg)
	うなぎ(養殖、生)	100g	17.1	255	0.3	18	130
	かつお(春獲り、生)	100g	25.8	114	0.1	4	11
	まがれい(生)	100g	19.6	95	0.1	13	43
	かんぱち	100g	21	129	0.1	4	15
	きんめだい(生)	100g	17.8	160	0.1	2	31
	鮭(白鮭、生)	100g	22.3	133	0.1	32	14
	鮭(紅鮭、生)	100g	22.5	138	0.1	33	10
	まさば(生)	100g	20.6	247	0.3	5.1	6
	さわら(生)	100g	20.1	177	0.1	7	13
	さんま(生)	100g	18.1	318	0.1	15.7	28
	しらす(生)	100g	15	76	0.1	6.7	210
	すずき(生)	100g	19.8	123	Tr	10	12
魚	ししゃも(生干し、生)	100g	21	166	0.2	0.6	330
	まだい(天然、生)	100g	20.6	142	0.1	5	11
	まだい(養殖、生)	100g	20.9	177	0.1	7	12
	まだら(生)	100g	17.6	77	0.1	1	32
	にしん(生)	100g	17.4	216	0.1	22	27
	ひらめ(天然、生)	100g	20	103	Tr	3	22
	ひらめ(養殖、生)	100g	21.6	126	Tr	1.9	30
	ぶり(生)	100g	21.4	257	0.3	8	5
	ほっけ(開き干し、生)	100g	20.6	176	0.1	4.6	170
	まかじき(生)	100g	23.1	115	0.1	12	5
	くろまぐろ(赤身、生)	100g	26.4	125	0.1	5	5
	くろまぐろ(脂身、生)	100g	20.1	344	0.1	18	7
	めかじき(生)	100g	19.2	153	0.1	8.8	3

魚介

分類	品名	分量	たんぱく質(g)	エネルギー(kcal)	糖質(g)	ビタミンD(μg)	カルシウム(mg)
魚介	あまえび(生)	100g	19.8	98	0.1	(0)	50
	ずわいがに(生)	500g(1人前)	69.5	315	0.5	(0)	450
	たらばがに(生)	500g(1人前)	65	320	1	(0)	260
	するめいか(生)	100g	17.9	83	0.1	0.3	11
	ほたるいか(生)	100g	11.8	84	0.2	(0)	14
	やりいか(生)	100g	17.6	85	0.4	(0)	10
	たこ(生)	50g(1人前)	8.2	38	0.05	(0)	8
	あさり(生)	100g	6	30	0.4	(0)	66
	かき(生)	100g	6.9	70	4.9	0.1	84
	しじみ(生)	100g	7.5	64	4.5	0.2	240
	ほたて貝(生)	100g	13.5	72	1.5	(0)	22

魚介加工品

分類	品名	分量	たんぱく質(g)	エネルギー(kcal)	糖質(g)	ビタミンD(μg)	カルシウム(mg)
魚介加工品	いくら	100g	32.6	272	0.2	44	94
	かつお節	5g	3.9	18	0	0.3	1
	かに風味かまぼこ	75g(1袋)	9.1	68	6.9	0.8	90
	かまぼこ	50g	6	48	4.9	1	13
	辛子明太子	40g(1/2腹)	8.4	50	1.2	0.4	9
	魚肉ソーセージ	100g	11.5	161	12.6	0.9	100
	さつま揚げ	100g	12.5	139	13.9	1	60
	しらす干し	10g	2.3	11	0	4.6	21
	たらこ	40g(1/2腹)	9.6	56	0.2	0.7	10
	はんぺん	100g	9.9	94	11.4	Tr	15

食品別たんぱく質量一覧

卵

分類	品名	分量	たんぱく質(g)	エネルギー(kcal)	糖質(g)	ビタミンD(μg)	カルシウム(mg)
卵	卵(生)	50g(1個)	6.2	76	0.2	0.9	26
	卵(ゆで)	50g(1個)	6.5	76	0.2	0.9	26
	うずら卵(生)	10g(1個)	1.3	18	0	0.3	6
	うずら卵(水煮缶詰)	40g(1缶)	4.4	73	0.2	1	19

卵加工品

分類	品名	分量	たんぱく質(g)	エネルギー(kcal)	糖質(g)	ビタミンD(μg)	カルシウム(mg)
卵加工品	厚焼きたまご	100g	10.8	151	6.4	0.6	44
	だし巻きたまご	100g	11.2	128	0.5	0.7	46
	たまご豆腐	100g	6.4	79	2	0	27

乳製品

分類	品名	分量	たんぱく質(g)	エネルギー(kcal)	糖質(g)	ビタミンD(μg)	カルシウム(mg)
乳	牛乳	200g(1杯)	6.6	134	9.6	0.6	220
	加工乳(濃厚)	200g(1杯)	6.8	148	10.6	Tr	220
	加工乳(低脂肪)	200g(1杯)	7.6	92	11	Tr	260
	コーヒー牛乳	200g(1杯)	4.4	112	14.4	Tr	160
	フルーツ牛乳	200g(1杯)	2.4	92	19.8	Tr	80
クリーム	生クリーム(乳脂肪)	70g	1.4	303	2.2	0.4	42
	生クリーム(植物性脂肪)	70g	4.8	274	2	0	23
チーズ	カテージチーズ	60g	8	63	1.14	0	33
	カマンベールチーズ	60g	11.5	186	0.54	0.1	280
	クリームチーズ	60g	4.9	207.6	1.38	0.1	42

分類	品名	分量	たんぱく質(g)	エネルギー(kcal)	糖質(g)	ビタミンD(μg)	カルシウム(mg)
チーズ	ゴーダチーズ	60g	15.5	228	0.8	0	410
	チェダーチーズ	60g	15.4	254	0.8	0	440
	パルメザンチーズ	60g	26.4	285	1.1	0.1	780
	ブルーチーズ	60g	11.3	209	0.6	0.2	350
	マスカルポーネチーズ	60g	2.6	176	2.6	0.1	90
	モッツァレラチーズ	60g	11	166	2.5	0.12	200
	リコッタチーズ	60g	4.3	97	4.0	0	200
	プロセスチーズ	60g	13.6	203	0.8	Tr	380
ヨーグルト	プレーンヨーグルト(全脂無糖)	100g	3.6	62	4.9	0	120
	ヨーグルト(低脂肪無糖)	100g	3.7	45	5.2	0	130
	ヨーグルト(無脂肪無糖)	100g	4	42	5.7	0	140
	加糖ヨーグルト	100g	4.3	67	11.9	Tr	120
	飲むヨーグルト	200g(1杯)	5.8	130	24.4	Tr	220

豆類

分類	品名	分量	たんぱく質(g)	エネルギー(kcal)	糖質(g)	ビタミンD(μg)	カルシウム(mg)
豆類	小豆(全粒、乾)	40g	8.3	137	13.9	(0)	28
	小豆(つぶしあん)	40g	2.2	98	19.3	(0)	8
	小豆(こしあん)	40g	3.9	62	8.1	(0)	29
	いんげん豆(全粒、乾)	40g	8.8	136	14.8	(0)	56
	きな粉(脱皮大豆)	15g	5.6	68	2.1	(0)	27
	きな粉(全粒大豆)	15g	5.5	68	1.6	(0)	29
	炒り大豆(黄大豆)	10g	3.8	44	1.4	(0)	16
	ひよこ豆(全粒、乾)	40g	8	150	18.1	(0)	40

大豆加工品

分類	品名	分量	たんぱく質(g)	エネルギー(kcal)	糖質(g)	ビタミンD(μg)	カルシウム(mg)
大豆加工品	厚揚げ	100g	10.7	150	0.2	(0)	240
	油揚げ(生)	100g	23.4	410	0	(0)	310
	おから(生)	50g	3.1	56	1.1	(0)	41
	がんもどき	30g	4.6	68	0.1	(0)	81
	絹ごし豆腐	150g(1丁)	8	93	1.6	(0)	110
	木綿豆腐	150g(1丁)	10.5	120	0.6	(0)	60
	高野豆腐(乾)	60g(1袋)	30.3	322	1	(0)	380
	無調整豆乳	200g(1杯)	7.2	92	5.8	(0)	30
	調整豆乳	200g(1杯)	6.4	128	9	(0)	62
	糸引き納豆	50g(1パック)	8.3	100	2.7	(0)	45
	ひきわり納豆	50g(1パック)	8.3	97	2.3	(0)	30

種実類

分類	品名	分量	たんぱく質(g)	エネルギー(kcal)	糖質(g)	ビタミンD(μg)	カルシウム(mg)
種実類	アーモンド(乾)	20g(20粒)	3.9	117	2.2	(0)	50
	カシューナッツ(フライ、味つけ)	20g(16粒)	4	115	4	(0)	8
	ぎんなん(生)	20g(10粒)	0.9	34.2	6.7	(0)	1
	くるみ(炒り)	20g(7粒)	2.9	134.8	0.84	(0)	17
	ごま(炒り)	5g	1	29.95	0.3	(0)	60
	ごま(乾)	5g	1	28.9	0.3	(0)	60
	栗(生)	50g(4個)	1.4	82	16.4	(0)	12
	ピスタチオ(炒り、味つけ)	20g(13粒)	3.5	123	2.4	(0)	24

分類	品名	分量	たんぱく質(g)	エネルギー(kcal)	糖質(g)	ビタミンD(μg)	カルシウム(mg)
種実類	ヘーゼルナッツ(フライ、味つけ)	20g(13粒)	2.7	136.8	1.3	(0)	26
	マカダミアナッツ(炒り、味つけ)	20g(10粒)	1.7	144	1.2	(0)	9
	らっかせい(炒り)	20g(15粒)	5.3	117	2.5	(0)	10

米類

分類	品名	分量	たんぱく質(g)	エネルギー(kcal)	糖質(g)	ビタミンD(μg)	カルシウム(mg)
米類	ご飯(玄米)	150g(茶碗1杯)	4.2	248	51.3	(0)	11
	ご飯(精白米)	150g(茶碗1杯)	3.8	252	53.4	(0)	5
	全がゆ(精白米)	150g(茶碗1杯)	1.7	107	23.3	(0)	2
	赤飯	150g(茶碗1杯)	6.5	285	60.5	(0)	9
	もち	150g(3個)	6	351	75.4	(0)	5
	ビーフン	60g	4.2	226	47.4	(0)	8

パン類

分類	品名	分量	たんぱく質(g)	エネルギー(kcal)	糖質(g)	ビタミンD(μg)	カルシウム(mg)
パン類	クロワッサン	40g(1個)	3.2	179	16.9	0	8
	コッペパン	100g(1個)	8.5	265	47.1	(0)	37
	食パン	60g(6枚切り1枚)	5.4	156	26.6	(0)	14
	ぶどうパン	50g(1個)	4.1	135	24.5	Tr	16
	フランスパン	50g(2切れ)	4.7	140	27.4	(0)	8
	ベーグル	90g(1個)	8.6	248	46.8	Tr	22

分類	品名	分量	たんぱく質(g)	エネルギー(kcal)	糖質(g)	ビタミンD(μg)	カルシウム(mg)
パン類	ライ麦パン	60g(6枚切り1枚)	5	158	28.2	Tr	10
	ロールパン	30g(1個)	3	95	14	0	13
	あんまん	100g(1個)	6.1	280	48.5	0	52
	肉まん	100g(1個)	10.0	260	40.3	0.1	28

麺類

分類	品名	分量	たんぱく質(g)	エネルギー(kcal)	糖質(g)	ビタミンD(μg)	カルシウム(mg)
麺類	うどん(ゆで)	120g	3.1	126	24.9	(0)	7
	そうめん・ひやむぎ(乾)	120g	11.4	427	84.2	(0)	20
	そば(乾)	100g	14	344	63	(0)	24
	そば(ゆで)	120g	5.8	158	28.8	(0)	11
	中華麺(生)	120g	10.3	261.6	64.3	(0)	25
	蒸し中華麺	120g	6.4	238	43.8	(0)	11
	マカロニ・スパゲッティ(乾)	100g	12.9	378	67.7	(0)	18
	即席めん(中華)	100g	9.0	342	3.5	0	95
	即席めん(焼きそば)	100g	8.4	436	55.7	0	190

粉類

分類	品名	分量	たんぱく質(g)	エネルギー(kcal)	糖質(g)	ビタミンD(μg)	カルシウム(mg)
粉類	薄力粉(1等)	100g	8.3	367	73.3	0	20
	中力粉(1等)	100g	9	367	72.3	0	17
	強力粉(1等)	100g	11.8	365	69	0	17

分類	品名	分量	たんぱく質(g)	エネルギー(kcal)	糖質(g)	ビタミンD(μg)	カルシウム(mg)
粉類	ホットケーキミックス	100g	7.8	365	72.6	0	100
	オートミール	80g	11	304	47.8	(0)	38
	大麦(押麦)	60g	4.0	208	39.7	(0)	13
	ライ麦(全粒粉)	100g	12.7	334	57.4	(0)	31
	そば粉(全層粉)	100g	12	361	65.3	(0)	17
その他	コーンフレーク	100g	7.8	381	81.2	(0)	1

野菜類

分類	品名	分量	たんぱく質(g)	エネルギー(kcal)	糖質(g)	ビタミンD(μg)	カルシウム(mg)
野菜類	アスパラガス(若茎、生)	20g(1本)	0.5	4	0.4	(0)	4
	オクラ(果実、生)	30g(1本)	0.6	9	0.5	(0)	28
	キャベツ(結球葉、生)	300g(1/4カット)	3.9	69	10.2	(0)	130
	きゅうり(果実、生)	100g	1	14	1.9	(0)	26
	ごぼう(根、生)	150g(1本)	2.7	98	14.5	(0)	69
	小松菜(葉、生)	300g(1束)	4.5	42	1.5	(0)	510
	さやいんげん(若ざや、生)	7g(1本)	0.1	2	0.2	(0)	3
	しょうが(根茎、生)	12g(ひとかけ)	0.1	4	0.5	(0)	1
	西洋かぼちゃ(果実、生)	300g(1/4カット)	5.7	273	51.3	(0)	45
	大根(根、皮つき、生)	300g(1/4カット)	1.5	54	8.1	(0)	72
	大根(葉、生)	300g(1本あたり)	6	54	2.1	(0)	510
	たけのこ(若茎、生)	100g	3.6	26	1.5	(0)	16
	玉ねぎ(りん茎、生)	200g(1玉)	2	74	14.4	(0)	42

分類	品名	分量	たんぱく質(g)	エネルギー(kcal)	糖質(g)	ビタミンD(μg)	カルシウム(mg)
	トマト(果実、生)	150g(1個)	1	29	5.6	(0)	11
	なす(果実、生)	80g(1本)	0.9	18	2.3	(0)	14
	にら(葉、生)	100g(1束)	1.7	21	1.3	(0)	48
	にんじん(葉、皮つき、生)	150g(1本)	1	59	9.8	(0)	42
	にんにく(りん茎、生)	10g(ひとかけ)	0.6	14	2.2	(0)	1
	根深ねぎ(葉、軟白、生)	60g(1本)	0.8	20	3.5	(0)	22
野菜類	白菜(結球葉、生)	500g(1/4カット)	4	70	9.5	(0)	220
	ピーマン(果実、生)	35g(1個)	0.3	8	1	(0)	4
	ブロッコリー(花序、生)	200g(1個)	8.6	66	1.6	(0)	76
	ほうれん草(葉、生)	200g(1束)	4.4	40	0.6	(0)	98
	緑豆もやし(生)	250g(1袋)	4.3	35	3.2	(0)	25
	レタス(結球葉、生)	500g(1玉)	3	60	8.5	(0)	95
	れんこん(根茎、生)	100g	1.9	66	13.5	(0)	20

いも類

分類	品名	分量	たんぱく質(g)	エネルギー(kcal)	糖質(g)	ビタミンD(μg)	カルシウム(mg)
	さつまいも(塊根、生)	200g(1本)	1.8	280	60.6	(0)	80
	さといも(球茎、生)	50g(1個)	0.8	29	5.4	(0)	5
いも類	じゃがいも(塊茎、生)	100g(1個)	1.8	76	8.4	(0)	4
	長いも(塊根、生)	200g(1本)	4.4	130	25.8	(0)	34
	板こんにゃく(精粉)	300g(1個)	0.3	15	0.3	(0)	130
	しらたき	150g(1袋)	0.3	9	0.1	(0)	110

きのこ類

分類	品名	分量	たんぱく質(g)	エネルギー(kcal)	糖質(g)	ビタミンD(μg)	カルシウム(mg)
	えのきだけ（生）	100g（1袋）	2.7	22	3.7	0.9	Tr
	エリンギ（生）	40g（1本）	1.1	8	1	0.5	Tr
	なめこ（生）	100g（1袋）	1.8	15	2	0	4
	しいたけ（生）	15g（1本）	0.5	3	0.3	0.1	Tr
きのこ類	干ししいたけ	4g（1本）	0.8	7	0.9	0.5	Tr
	ぶなしめじ（生）	100g（1袋）	2.7	17	1.8	0.5	1
	まいたけ（生）	100g（1パック）	2	15	0.9	4.9	Tr
	きくらげ（乾）	5g（20個）	0.4	8	0.7	4.3	16
	マッシュルーム（生）	100g（8個）	2.9	11	0.1	0.3	3

海藻類

分類	品名	分量	たんぱく質(g)	エネルギー(kcal)	糖質(g)	ビタミンD(μg)	カルシウム(mg)
	あおさ（素干し）	5g	1.1	7	0.6	(0)	25
	あおのり（素干し）	5g	1.5	8	0.3	(0)	38
	焼きのり	3g（1枚）	1.2	6	0.2	(0)	8
	味付けのり	0.4（1切れ）	0.2	1	0.1	(0)	1
	いわのり（素干し）	5g	1.7	8	0.2	(0)	4
海藻類	がごめこんぶ（素干し）	5g	0.4	7	1.4	(0)	38
	こんぶ（素干し）	10g	0.6	15	3.2	(0)	78
	刻み昆布	3g	0.2	3	0.2	(0)	28
	塩昆布	5g	0.8	6	1.7	(0)	14
	こんぶ（つくだ煮）	20g	1.2	34	5.3	0	30
	もずく（塩蔵、塩抜き）	50g	0.1	2	0	(0)	11

分類	品名	分量	たんぱく質(g)	エネルギー(kcal)	糖質(g)	ビタミンD(μg)	カルシウム(mg)
海藻類	わかめ(生)	50g	1	8	1.0	(0)	50
	カットわかめ	10g	1.8	14	0.6	0	82
	くきわかめ(湯通し塩蔵、塩抜き)	50g	0.6	8	0.2	(0)	43
	めかぶ(生)	50g	0.5	6	0	(0)	39
	ひじき(乾)	10g	0.9	15	0.6	(0)	100
	うみぶどう(生)	60g(1パック)	0.3	2	0.2	(0)	20
	ところてん	100g	0.2	2	0	(0)	4
	寒天	100g	Tr	3	0	(0)	10

果実類

分類	品名	分量	たんぱく質(g)	エネルギー(kcal)	糖質(g)	ビタミンD(μg)	カルシウム(mg)
果実類	アボカド(生)	120g(1個)	3	224	1	(0)	11
	いちご(生)	6g(1個)	0.1	2	0.4	(0)	1
	梅干し(塩漬)	12g(1個)	0.1	4	0.9	(0)	8
	みかん(砂じょう、生)	100g(1個)	0.7	45	11.1	(0)	15
	オレンジ(砂じょう、生)	140g(1個)	1.4	5.5	12.6	(0)	29
	キウイフルーツ(生)	70g(1個)	0.7	37	7.7	(0)	23
	グレープフルーツ(砂じょう、生)	200g(1個)	1.8	76	18	(0)	30
	さくらんぼ(国産、生)	8g(1個)	0.1	5	1.1	(0)	1
	梨(生)	300g(1個)	0.9	129	31.2	(0)	6
	パイナップル(生)	400g(1個)	2.4	212	50	(0)	44
	マンゴー(生)	400g(1個)	2.4	256	62.4	(0)	60
	バナナ(生)	100g(1本)	1.1	86	21.4	(0)	6

分類	品名	分量	たんぱく質(g)	エネルギー(kcal)	糖質(g)	ビタミンD(μg)	カルシウム(mg)
果実類	ぶどう(生)	150g(1房)	0.6	89	22.7	(0)	9
	もも(生)	200g(1個)	1.2	80	17.8	(0)	8
	りんご(皮つき、生)	250g(1個)	0.5	153	35.7	(0)	10

一品料理

分類	品名	分量	たんぱく質(g)	エネルギー(kcal)	糖質(g)	ビタミンD(μg)	カルシウム(mg)
一品料理	鶏のから揚げ	90g(約3個)	21.8	282	11.3	0.2	10
	チキンナゲット	100g(約10個)	15.5	194	13.7	0.2	48
	とんカツ(ロース)	100g	22	450	9.1	0.7	14
	焼き豚	100g	19.4	172	5.1	0.6	9
	レバーペースト	50g	6.5	189	1.8	0.2	14
	ローストビーフ	150g	32.6	294	1.4	0.2	9
	餃子	100g(約5個)	7.1	197	23.8	-	30
	ハンバーグ	100g	13.3	223	12.3	-	38
	グラタン	200g	9.6	266	26.6	-	130
	鶏つくね	90g(串約2本)	13.7	203	6.7	0.4	30
	しゅうまい	100g(約4個)	9.3	215	19.3	-	30
	ビーフジャーキー	80g	43.8	252	5.1	0.2	10
	スモークタン	80g	14.5	226	0.7	0.2	5
	焼鮭	80g	20.2	206	0.3	16.8	13
	ほっけの塩焼き	150g	34.7	300	0.3	5.3	270
	あじフライ	80g	16.1	221	6.3	5.6	80
	えびフライ	100g	9.1	292	18.1	-	42

分類	品名	分量	たんぱく質(g)	エネルギー(kcal)	糖質(g)	ビタミンD(μg)	カルシウム(mg)
一品料理	いかフライ	100g	12.1	329	24.5	-	16
	かきフライ	80g(3個)	6.1	210	26.3	0.1	54
	枝豆	20g	2.3	27	0.9	(0)	15

缶詰

分類	品名	分量	たんぱく質(g)	エネルギー(kcal)	糖質(g)	ビタミンD(μg)	カルシウム(mg)
缶詰	だいず水煮缶	100g	12.9	140	0.9	(0)	100
	アスパラガス缶	100g	2.4	22	2.6	(0)	21
	たけのこ缶	100g	2.7	23	1.7	(0)	19
	ホールコーン缶	100g	2.3	82	14.5	(0)	2
	ホールトマト缶	100g	0.9	20	3.1	(0)	9
	マッシュルーム缶	100g	3.4	14	0.1	0.4	8
	いわし缶(水煮)	100g	20.7	188	0.1	6	320
	いわし缶(味付け)	100g	20.4	212	5.7	20	370
	いわし缶(油漬)	100g	20.3	359	0.3	7	350
	さば缶(水煮)	100g	20.9	190	0.2	11	260
	さば缶(みそ煮)	100g	16.3	217	6.6	5	210
	さんま缶(味付け)	100g	18.9	268	5.6	13	280
	さんま缶(かば焼き)	100g	17.4	225	9.7	12	250
	あさり缶(水煮)	100g	20.3	114	1.9	(0)	110
	あさり缶(味付け)	100g	16.6	130	11.5	(0)	87
	ホタテ貝缶(水煮)	100g	19.5	94	1.5	(0)	50
	ずわいがに缶(水煮)	100g	16.3	73	0.2	(0)	68

分類	品名	分量	たんぱく質(g)	エネルギー(kcal)	糖質(g)	ビタミンD(μg)	カルシウム(mg)
缶詰	アンチョビ缶	100g	24.2	158	0.1	1.7	150
	コンビーフ缶	100g	19.8	203	1.7	0	15
	焼き鳥缶	100g	18.4	177	8.2	0	12
	ツナ缶(油漬け)	70g(1缶)	12.4	187	0.1	1.4	3

菓子類

分類	品名	分量	たんぱく質(g)	エネルギー(kcal)	糖質(g)	ビタミンD(μg)	カルシウム(mg)
菓子類	カステラ	100g	6.2	319	62.6	Tr	29
	どらやき	100g	6.6	284	55.6	0.6	23
	生八つ橋〔あん入り〕	100g	4.5	279	61.3	0	11
	もなか	100g	4.8	285	62.5	0	12
	練りようかん	100g	3.6	296	66.9	0	15
	しょうゆせんべい	100g	7.8	373	82.3	-	13
	シュークリーム	100g	6	228	25.3	1.1	85
	ショートケーキ 果実なし	100g	7.1	327	43	0.2	32
	タルト(洋菓子)	100g	4.2	262	30.4	0.3	84
	ベイクドチーズケーキ	100g	8.5	318	23.1	0.6	54
	ケーキドーナッツ	100g	7.2	375	58	0.7	44
	アップルパイ	100g	4	304	31.4	0.2	6
	サブレ	100g	6.1	465	71.7	-	36
	ポテトチップス	100g	4.7	554	50.5	-	17
	ミルクチョコレート	100g	6.9	558	51.9	1	240

調味料

分類	品名	分量	たんぱく質(g)	エネルギー(kcal)	糖質(g)	ビタミンD(μg)	カルシウム(mg)
調味料	こいくちしょうゆ	15	1.2	12	1.2	(0)	4
	うすくちしょうゆ	15	0.9	9	0.9	(0)	4
	昆布だし	15	0	1	0.1	-	0
	中華だし	15	0.1	0	Tr	-	0
	洋風だし	15	0.2	1	0	-	1
	顆粒和風だし	15	3.6	34	4.7	0.1	6
	めんつゆ(三倍濃厚)	15	0.7	15	3	(0)	2
	ぽん酢しょうゆ	15	0.5	7	1.2	0	4
	ウスターソース	15	0.2	18	4	(0)	9
	中濃ソース	15	0.1	20	4.4	(0)	9
	濃厚ソース	15	0.1	20	4.4	(0)	9
	トマトケチャップ	15	0.2	18	3.8	0	2
	豆板醤	5	0.1	3	0.2	(0)	2
	ラー油	15	0	138	Tr	(0)	Tr
	オイスターソース	15	1.2	16	2.7	-	4
	ナンプラー	15	1.4	7	0.4	0	3
	和風ドレッシング	15	0.3	30	0.8	-	2
	ごまドレッシング	15	1.3	54	2.6	0	62
	フレンチドレッシング	15	0	61	0.9	0	0
	サウザンアイランドドレッシング	15	0.2	62	1.4	0	2

【監修者】
立命館大学スポーツ健康科学部教授　**藤田 聡**（ふじた さとし）

1970年生まれ。1993年、ノースカロライナ州ファイファー大学スポーツ医学・マネジメント学部卒業。2002年、南カリフォルニア大学大学院博士課程修了。博士（運動生理学）。2006年にテキサス大学医学部内科講師、2007年に東京大学大学院新領域創成科学研究科特任助教を経て、2009年に立命館大学に着任。運動生理学を専門とし、老化とともに起こる筋量と筋機能の低下（サルコペニア）に焦点をあてた骨格筋タンパク質代謝についての研究を行っている。運動と栄養摂取によるタンパク質代謝を若年者と高齢者で比較し、筋タンパク合成と分解のメカニズムを分子レベルで解明する研究を進めている。監修本に『筋肉がつく！ やせる！ タンパク質データBOOK』（朝日新聞出版）などがある。

【参考文献】
『筋肉がつく！ やせる！ タンパク質データBOOK』藤田聡（監修）・朝日新聞出版
『1食20gが必ず摂れる！ タンパク質まる分かりブック』宝島社

BOOK STAFF
編集　今井綾子　堀内洋子　矢ヶ部鈴香　海平里実　森田有紀（オフィスアビ）
編集協力　高野 愛
装丁・デザイン　成富英俊　岡田聡美　中多由香　日笠榛佳　益子航平（I'll products）

眠《ねむ》れなくなるほど面白《おもしろ》い
図解《ずかい》 たんぱく質《しつ》の話《はなし》
2019年11月 1 日　第 1 刷発行
2023年 9 月20日　第20刷発行
監修者　藤田《ふじた》 聡《さとし》
発行者　吉田芳史
印刷・製本所　株式会社光邦
発行所　株式会社日本文芸社
〒100-0003
東京都千代田区一ツ橋1-1-1 パレスサイドビル8F
TEL.　03-5224-6460［代表］
内容に関するお問い合わせは、小社ウェブサイト
お問い合わせフォームまでお願いいたします。
URL　https://www.nihonbungeisha.co.jp/

Printed in Japan　112191018-112230908Ⓝ20　(300024)
ISBN 978-4-537-21736-0

編集担当：上原